le guide du maquillage

sans ratages !

Sites : www.editionsfleurus.com / www.ledicodesfilles.com
Édition : A Cappella Création
ISBN : 2-2150-4600-7
« Loi n° 49-956 du 16 juillet 1949 sur les publications destinées à la jeunesse. »

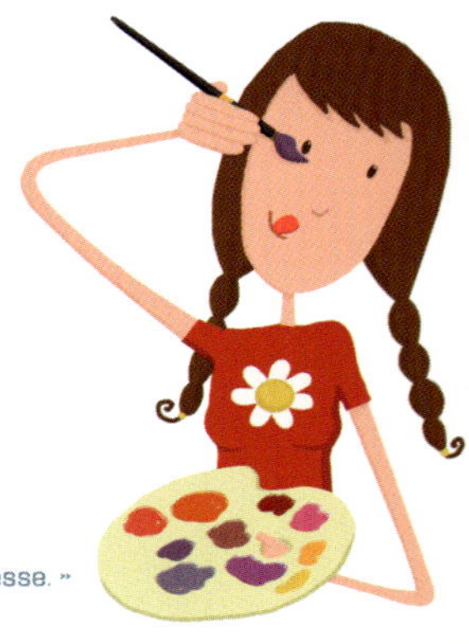

le guide du maquillage sans ratages !

Textes et réalisation des maquillages
par Sandrine Cathala Delmont

Illustrations de Marianne Dupuy-Sauze

Photographie : Lionel Antoni
Stylisme : Lionel Antoni et Élisabeth Hebert

Direction artistique : Élisabeth Hebert
assistée de Laure Bonnefoi-Calmels

FLEURUS

Dédicaces et remerciements

À Sébastien, pour son soutien et sa patience.
À Claire, pour m'avoir accordé sa confiance.

Et merci aux modèles
Ingrid, Philippine et Ratcha,
déjà si belles au naturel !

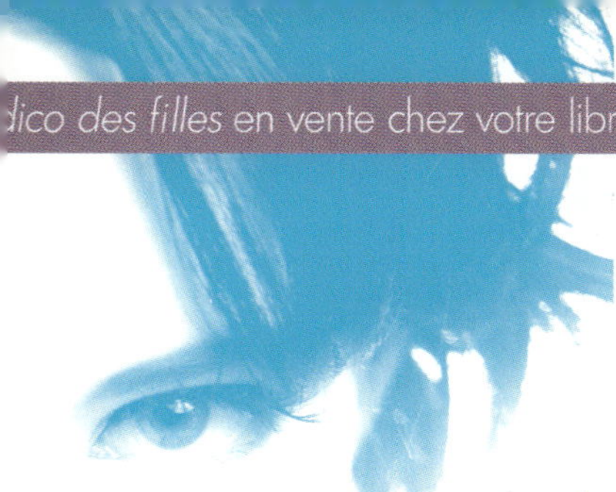

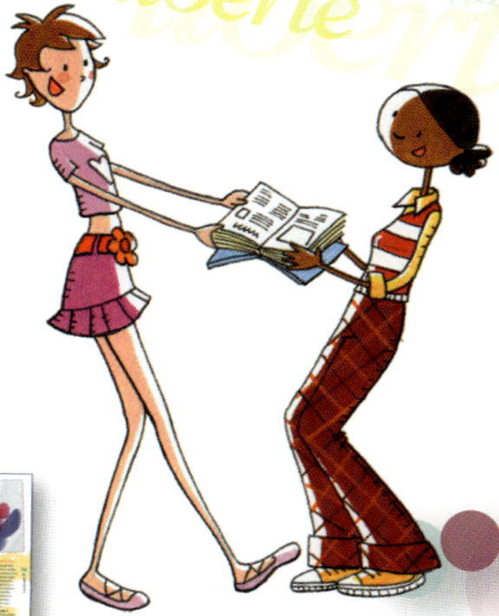

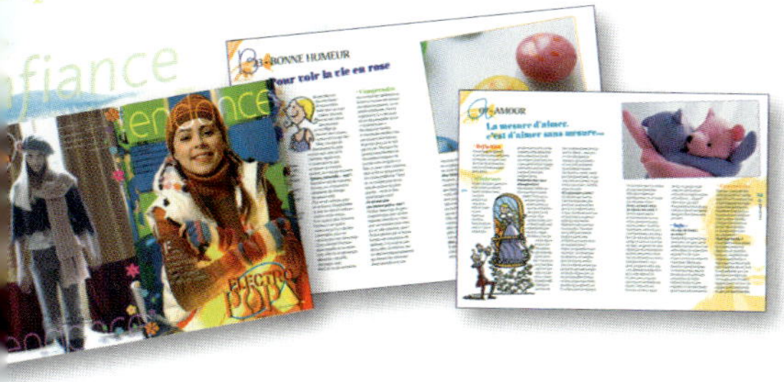

Introduction

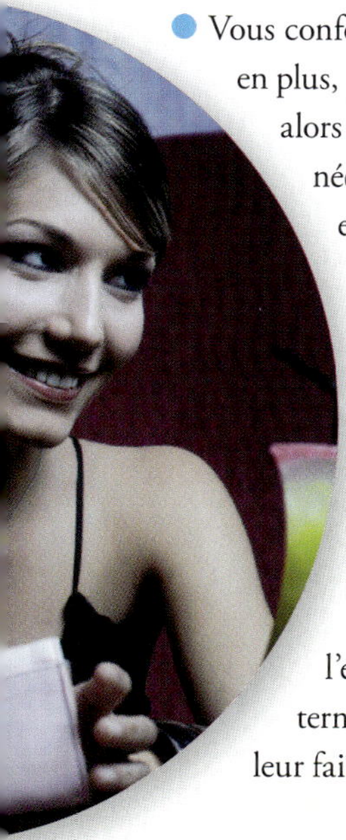

Vous confondez eye-liner et mascara ? Blush et fard à paupières ? Et en plus, un bouton vient juste d'apparaître sur le bout de votre nez, alors que vous devez être dans une heure à LA soirée de l'année, celle où le bel Édouard va remarquer vos yeux de biche et votre bouche en cœur ? Pas de panique ! Ce guide est fait pour vous ! Il est le parfait compagnon de vos séances make-up, histoire de bien faire les choses, et dans le bon ordre, s'il vous plaît ! Et pour celles qui n'en sont plus à leur première leçon, vous allez raffoler des conseils de pro et des astuces qui font toute la différence.

Et ce n'est pas tout ! Car avant de s'attaquer au maquillage, il vous faut bien connaître votre peau et, surtout, savoir l'entretenir. Histoire de ne pas vous réveiller avec un teint terne, digne d'un zombie ! Quant à vos boutons, vous allez leur faire la peau !

Alors surtout, n'oubliez pas de prévenir la famille : à partir d'aujourd'hui, vous allez squatter la salle de bains un peu plus longtemps que d'habitude ! Monnayez ces heures d'occupation exclusive et tyrannique de la salle d'eau en conseils beauté (acquis dans ce merveilleux guide !) prodigués gratuitement à tous, frères, sœurs, parents, et tout se passera bien !

C'est parti, toutes à vos miroirs !

Sommaire

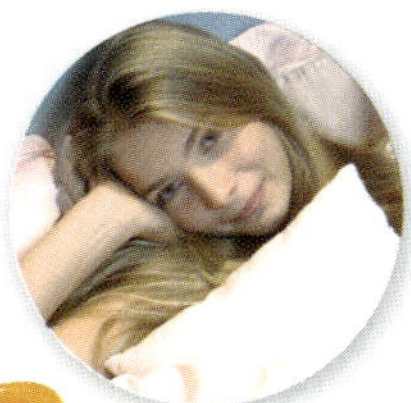

Avoir une belle peau .... p. 10

- Bien dans sa peau .... p. 12
- La peau à l'adolescence .... p. 14
- Entretenir sa peau .... p. 16
- Hygiène de vie .... p. 18
- SOS bouton .... p. 20

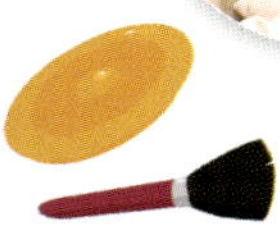

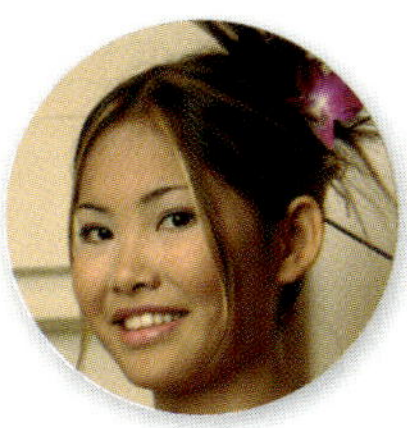

Le maquillage .... p. 22

- Avec quoi se maquille-t-on ? .... p. 24
- Dans quel ordre se maquille-t-on ? .... p. 26
- Comment entretient-on produits et matériel ? .... p. 28
- Où achète-t-on ses produits ? .... p. 30

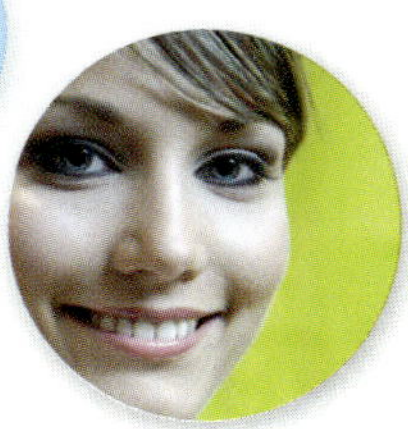

Le teint .... p. 32

- Le fond de teint .... p. 34
- L'anti-cernes .... p. 36
- La poudre .... p. 38

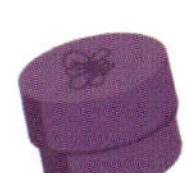

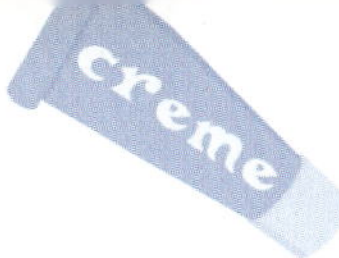

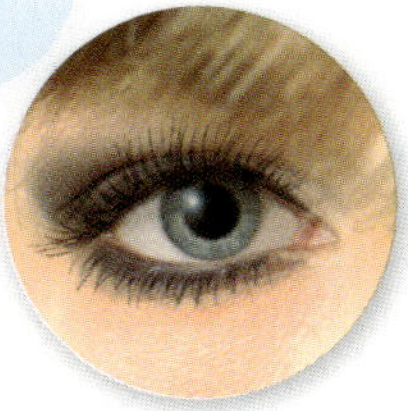

Les yeux .... p. 40
- Le fard à paupières .... p. 42
- Crayon et eye-liner .... p. 44
- Le mascara .... p. 46

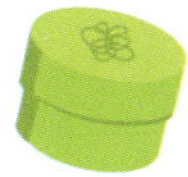

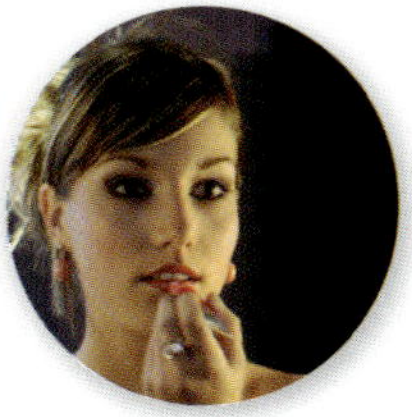

La bouche .... p. 48
- Le dessin des lèvres .... p. 50
- Le rouge à lèvres .... p. 52

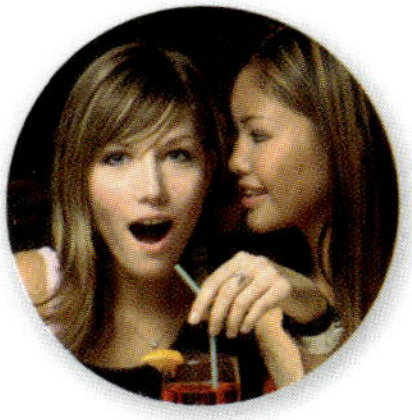

Catastrophe ! .... p. 54
- Les loupés .... p. 56

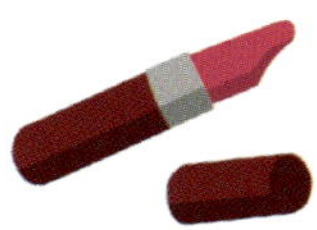

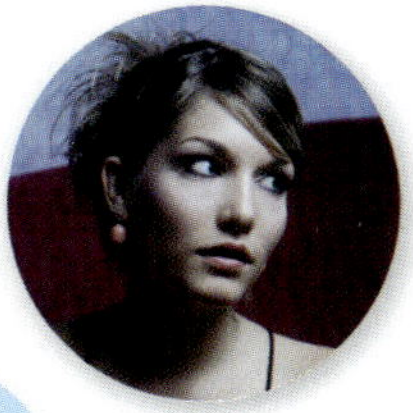

Maquillage live .... p. 58
- Maquillage de jour .... p. 60
- Maquillage du soir .... p. 62

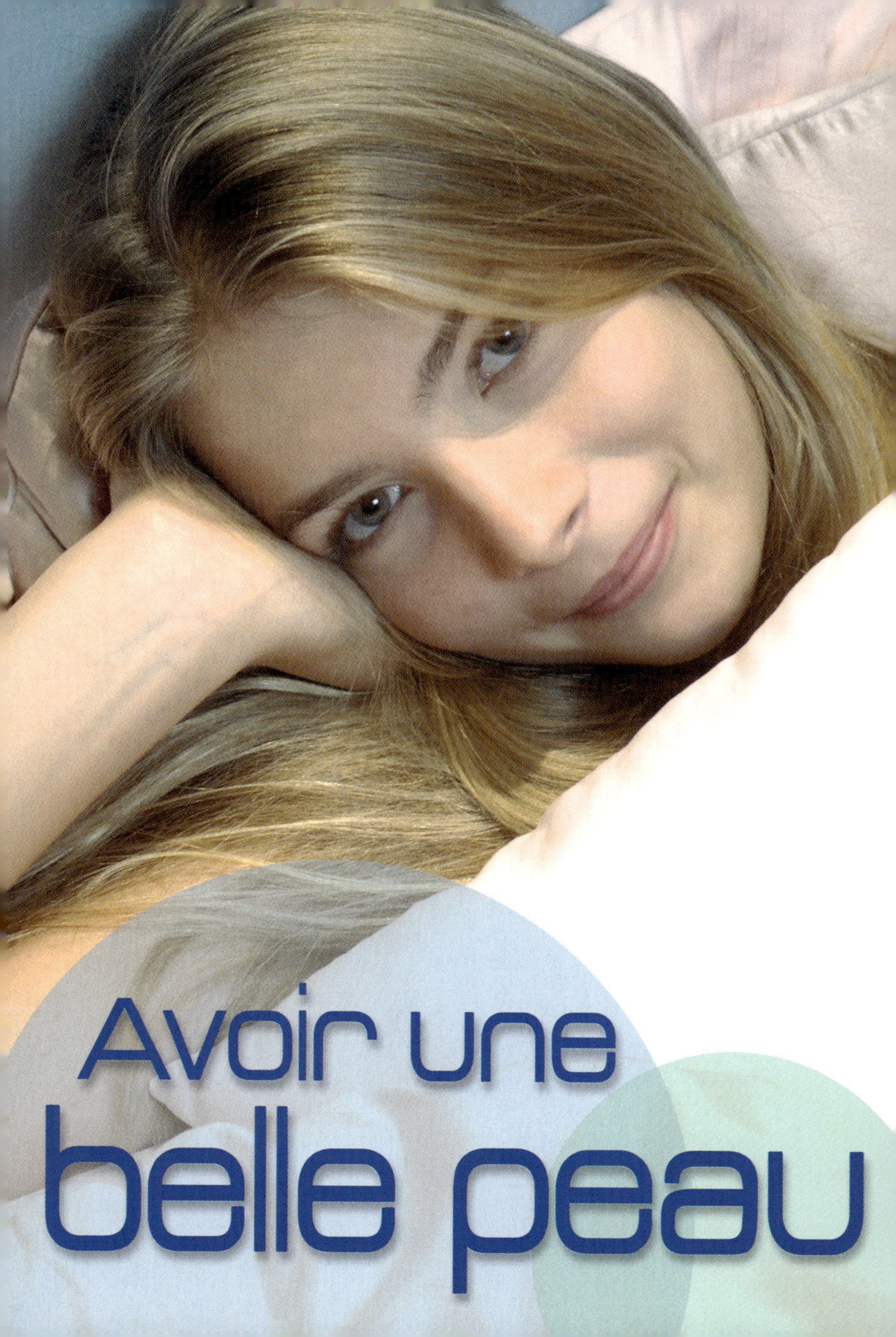

Avoir une belle peau

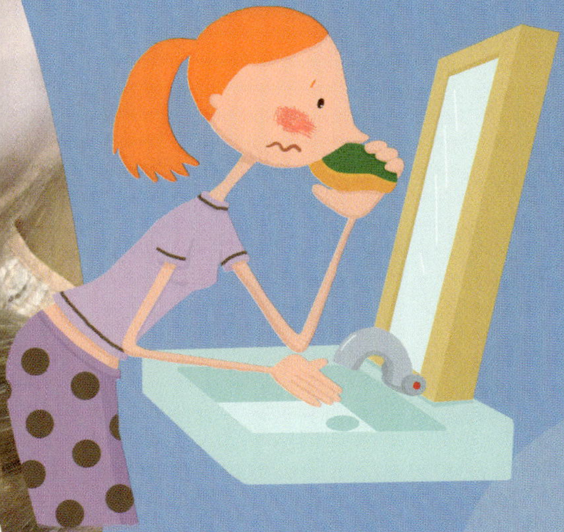

Vous rêvez d'une peau parfaite, d'un teint diaphane et frais comme un pétale de rose, sur lequel on aurait envie de déposer des milliers de doux baisers. Soit ! Mais du rêve à la réalité, il y a parfois un saut, que nous allons vous faire faire, presque d'un coup de baguette magique ! Abracadabra, on y va !

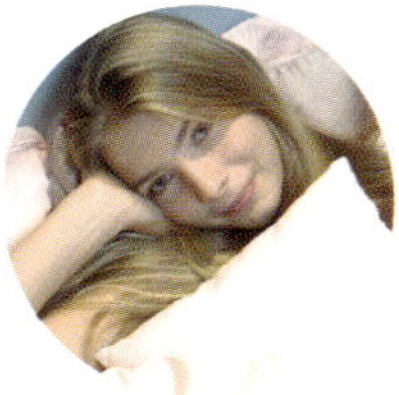

Bien dans sa peau

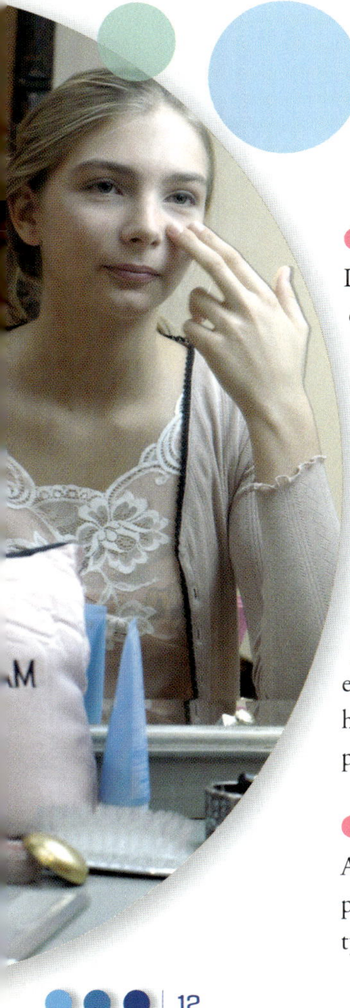

La peau : qu'est-ce donc que cette enveloppe qui couvre notre corps ? Avons-nous toutes la même peau ? À ces questions épineuses, le docteur Belpô va répondre sans faillir...

Définition

La peau est cette enveloppe qui recouvre la totalité de votre corps et qui présente une structure sur trois niveaux : l'épiderme en surface, le derme et, enfin, l'hypoderme en profondeur. Ça, c'est le côté scientifique de l'affaire !

À koi ksa sert ?

La peau est un organe aux fonctions multiples (toucher, défense, protection...) mais aussi un organe relationnel de grande importance, puisqu'elle constitue le premier contact offert aux autres, ce que les gens voient en premier chez vous, avant votre grandeur d'âme, votre humour décapant et votre intelligence redoutable ! C'est pour cette raison qu'il faut bien la soigner !

Les différents types de peau

Avoir une belle peau, tel est le rêve de chacune ! Alors, pour ne pas faire de bêtises, il faut d'abord déterminer le type de votre peau.

La peau normale

C'est une jolie peau d'enfant, à l'aspect bien lisse, ni grasse, ni sèche, très douce au toucher. L'idéal, quoi ! Malheureusement, elle se fait rare.

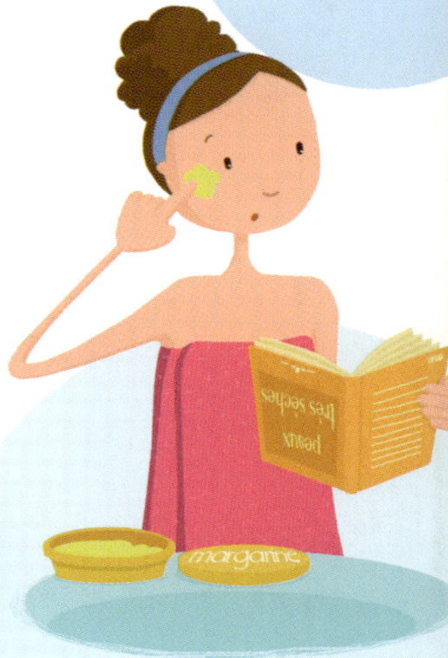

La peau grasse

C'est une peau à l'aspect brillant, luisant, huileuse au toucher, et souvent granuleuse. Un vrai régal, en somme ! En plus, le teint est brouillé, les pores sont dilatés et les comédons nombreux (ces fameux points noirs !). Mais pas de panique, ça se soigne.

La peau sèche

Le teint manque d'éclat et la peau souffre d'inconfort : elle tiraille et picote. Son toucher est plutôt rêche. Enfin, n'exagérons rien : votre amoureux n'aura pas l'impression de toucher un gratton pour casserole lorsqu'il vous caressera la joue !

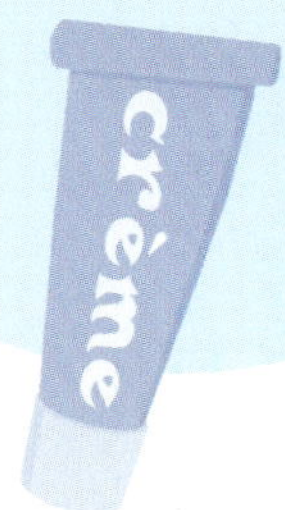

La peau sensible

Le teint est rosé, avec des rougeurs localisées souvent sur les joues, ce qui vous fait ressembler à une poupée russe, même quand il ne gèle pas dehors. Cette peau manque aussi de confort : tiraillements, picotements. Youpi !

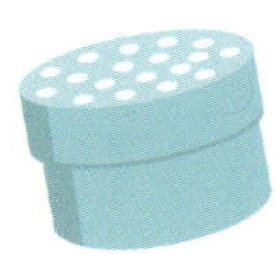

La peau mixte

La peau est grasse sur le milieu du visage : nez, front, menton. Les joues, en revanche, présentent une peau normale ou sèche. C'est comme un sandwich mixte : du jambon sur le nez, du fromage sur les joues, ou l'inverse ! Enfin, c'est pénible, quoi !

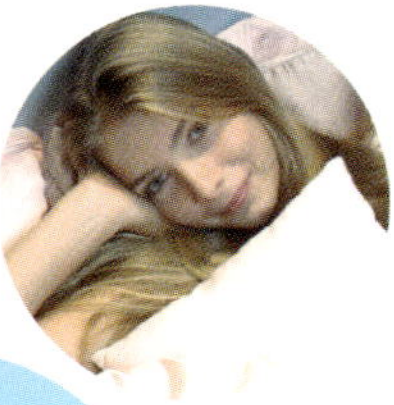

La peau à l'adolescence

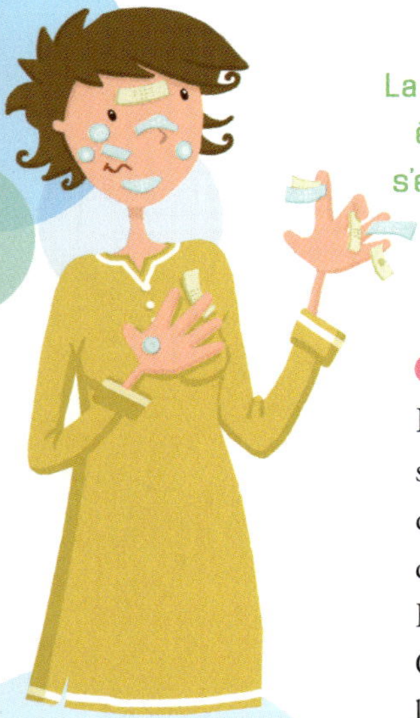

La puberté est un chamboulement hormonal, et vous êtes bien placée pour le savoir ! La machine-corps s'emballe, vous avez l'impression que tout part dans tous les sens. Mais qu'en est-il réellement ?

Glandouillerie

Les glandes sébacées, responsables de la production de sébum, se mettent en hyperactivité sous la dépendance des androgènes (hormones sexuelles). La Belle au bois dormant se réveille, après le long sommeil de l'enfance ! Résultat des courses, il y a surproduction de sébum ! Cette substance huileuse va s'écouler par les orifices de la peau, pour se répandre sur toute la surface cutanée. Beurk ! D'où ce fameux teint brillant, luisant ! Et donc la mauvaise tenue du maquillage ! Autre résultat, les orifices de la peau dilatés en permanence ! C'est charmant ! Y a des jours où on se dit qu'elle aurait mieux fait de rester couchée, la Belle au bois dormant !

Zones à risque

En général, ce phénomène s'observe surtout au niveau de la face médiane, c'est-à-dire le front, le nez et le menton, car les glandes sébacées y sont plus nombreuses et plus grosses !

Et les soins esthétiques dans tout ça ?

Rien de tel qu'un bon nettoyage de peau en institut de beauté pour éliminer les points noirs et nettoyer la peau en profondeur. Alors, pensez-y et faites-le-vous offrir !

Il y en a pour combien de temps, docteur ?

Ce charmant état, qui s'installe à la puberté, atteindra son apogée vers 18 ans, puis s'estompera peu à peu. Courage, y en a plus pour bien longtemps !

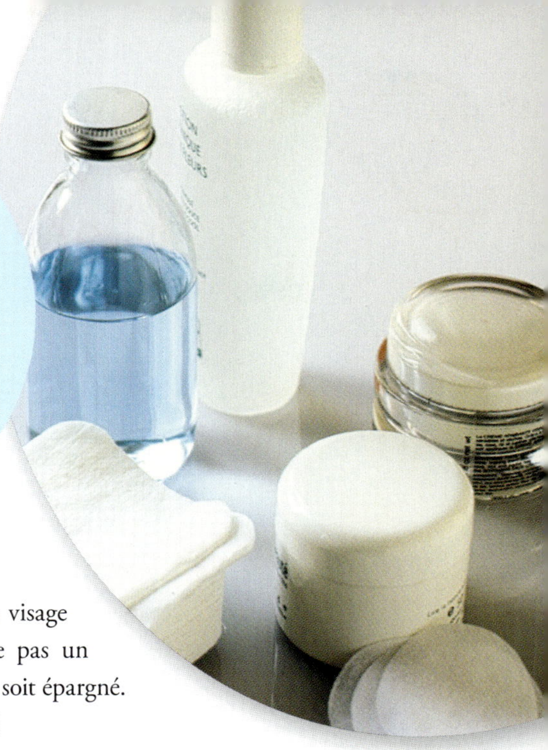

Mais il arrive que l'ensemble du visage présente une peau grasse et que pas un centimètre carré de votre peau ne soit épargné. La puberté est une sadique, donc !

Pire encore

Et malheureusement, le cas peut être plus grave (si, si ! C'est possible !) : c'est l'apparition de l'acné. Dans ce cas précis, il faut consulter au plus tôt un dermatologue, afin d'obtenir un résultat efficace. Il pourra vous prescrire des traitements locaux ou un traitement plus lourd, sous forme d'antibiotiques à prendre tous les jours, qui nécessite un suivi médical sérieux.

Et les boutons ?

Lorsque le sébum ne parvient pas à s'écouler, il forme un bouchon, le comédon, qui du fait d'une inflammation va former un bouton. Pour neutraliser cet ennemi de taille, reportez-vous p. 20, où nous lui réservons un sort peu enviable !

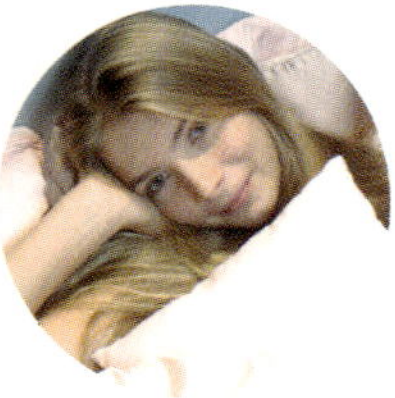

Entretenir sa peau

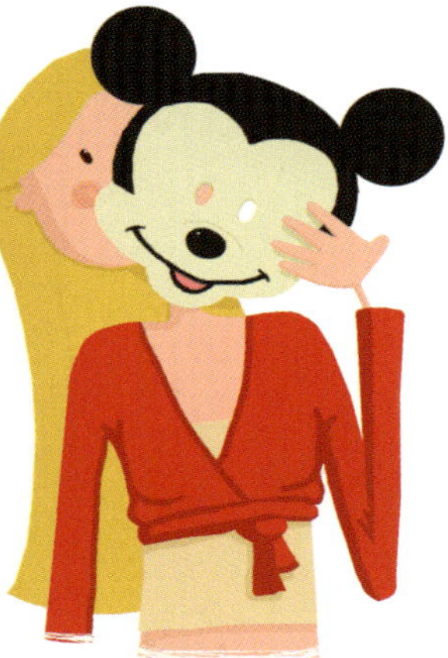

Votre peau, à l'adolescence, n'est donc pas au beau fixe. Soit ! Mais vous n'allez pas rester les bras croisés en attendant que ça passe ! Alors, que faire pour limiter les dégâts ?

Séance de nettoyage

Il est essentiel de bien nettoyer sa peau, matin et soir, pour la débarrasser des impuretés (sueur, sébum, pollution) et pour retirer le maquillage. Vous pouvez opter pour un produit démaquillant qui se rince à l'eau, du type gel nettoyant moussant (purifiant pour les peaux grasses, et adoucissant pour les peaux sèches et sensibles) que vous utiliserez comme un savon.

Les petits +

Une fois par semaine, vous pouvez prendre le temps de vous pomponner davantage en vous enfermant dans la salle de bains avec interdiction de vous déranger. Un petit gommage, d'abord, qui désincrustera la peau en éliminant ses cellules mortes. Résultat : une peau nette, lisse et douce, un teint éclatant. Un masque ensuite, purifiant (à l'argile) pour les peaux grasses, apaisant pour les peaux sensibles, et hydratant pour les peaux sèches.

Tonique !

Pour parfaire ce nettoyage, utilisez une lotion tonique : toujours à l'action purifiante, astringente pour les peaux grasses (pour resserrer les orifices de la peau), et

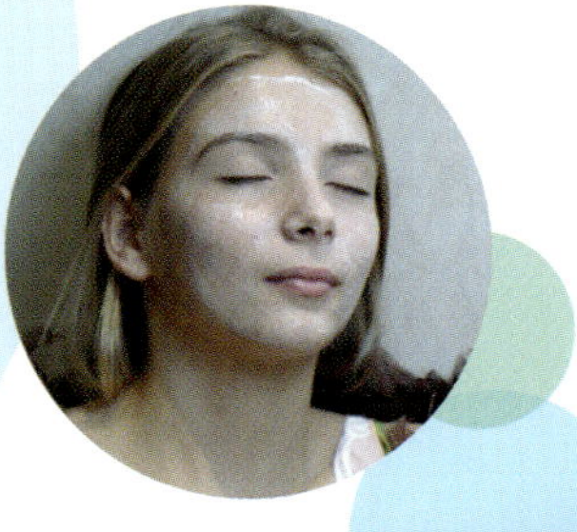

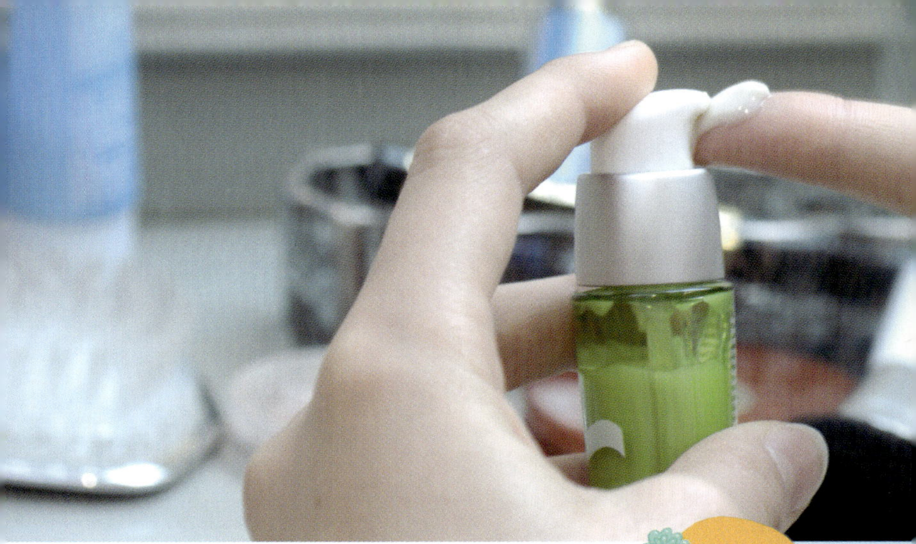

à l'action hydratante, apaisante pour les peaux sèches ou sensibles. Cette lotion s'utilise sur l'ensemble du visage et du cou, à l'aide d'un coton. Il est important de bien sécher la peau après l'opération, avec un mouchoir en papier ou une serviette propre, afin d'éviter sa déshydratation.

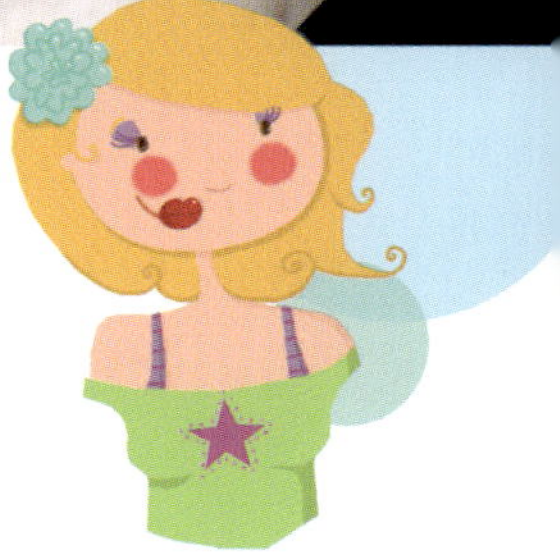

Hydratation

Votre peau est nette, prête à recevoir sa crème protectrice du matin ; objectif : hydrater et protéger la peau contre les agressions (pollution, soleil, vent, froid).
Voici le tiercé gagnant :

* Pour les peaux grasses : un fluide matifiant, pour empêcher la peau de briller.
* Pour les peaux sèches : une crème hydratante, nourrissante.
* Pour les peaux sensibles : une crème hydratante, apaisante.

Mlle Toomuch

Chaque semaine, Mlle Toomuch procède à un grand nettoyage de printemps : elle gomme sa peau avec... ben une gomme, banane. Elle se fait un masque avec... ben un masque de Mickey, qu'elle garde une heure, pour protéger sa peau de l'air, du soleil, de la lumière. Et pourtant, ce n'est pas encore le carnaval !

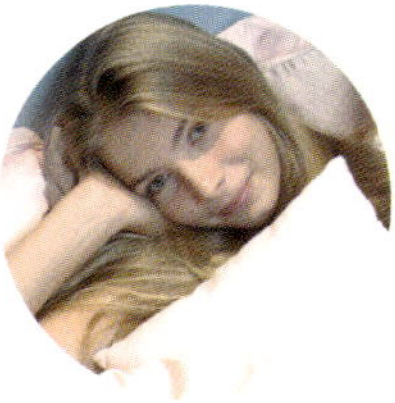

Hygiène de vie

Les gestes que nous venons de voir ensemble pour avoir une belle peau sont simples, à la portée de toutes. Mais la beauté de votre peau dépend aussi de votre hygiène de vie. Si vous ne prenez pas soin de votre organisme, cela s'en ressentira, notamment sur votre teint. Alors, voici quelques conseils avisés.

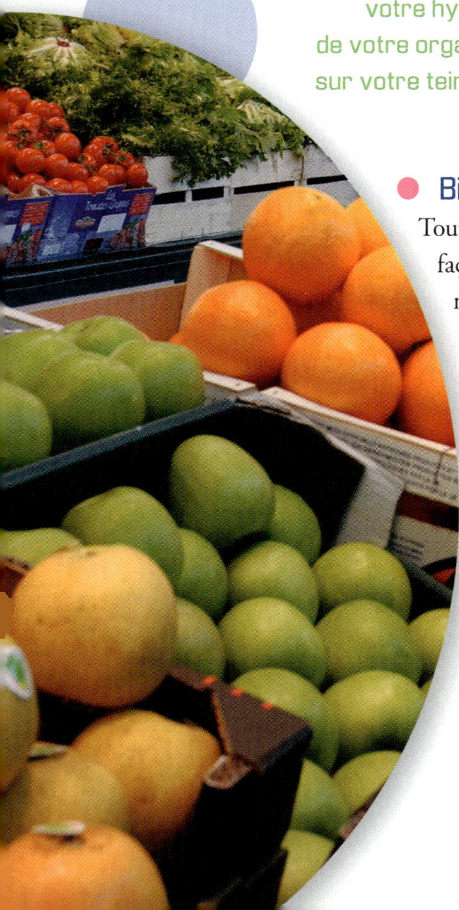

Bien manger

Tout d'abord, il faut s'alimenter sainement et de façon équilibrée, pour faire le plein de vitamines, minéraux, glucides, protéines et lipides, nécessaires au bon fonctionnement de vos cellules, et donc de votre organisme, et donc de votre peau ! Évitez de sauter un repas et buvez de l'eau en quantité suffisante (au moins un litre par jour).

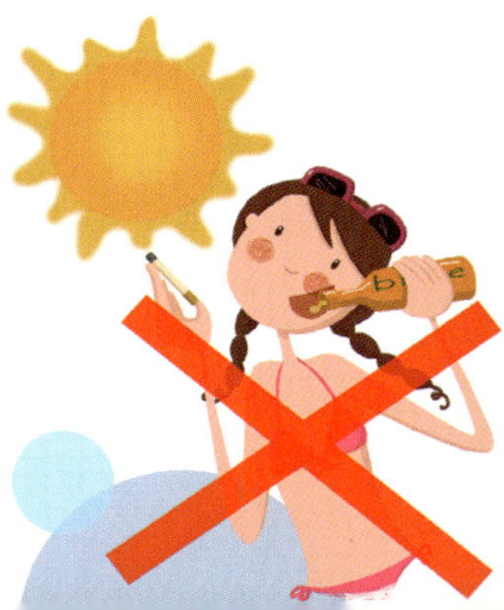

Saucisson, pâté et chocolat

Ces trois aliments ne sont pas plus nocifs que d'autres mais, si vous ne mangez que ça, vous risquez d'avoir des ennuis, et pas que de peau !

Bouteilles et cigarettes

Le tabac et l'alcool sont très nocifs pour l'organisme, et aussi pour la peau. Ils brouillent le teint, lui enlèvent tout son éclat. Résultat : une mine grise et terne, digne d'un film de revenants. Pas vraiment charmant ! De plus, ils ont tendance à fragiliser la peau et à donner des rougeurs ! Alors, *out* !

Dodo !

Le sommeil est également très important ; il doit être réparateur. Il faut respecter votre temps de sommeil (environ neuf heures) pour vous réveiller avec un teint frais. Allez hop, au lit !

Et les recettes de grands-mères ?

* Mangez beaucoup de carottes, assaisonnées avec un jus de citron pour avoir une belle peau et un joli teint !
* Pour faire disparaître un bouton, appliquez, plusieurs fois par jour, un coton imbibé de jus de citron ! Aïe, mais ça marche !

Sous le soleil exactement !

La peau et le soleil ne font pas toujours bon ménage ! Alors, pensez à bien protéger votre peau avant toute exposition, pour éviter les coups de soleil et l'effet « phare » qui va avec ! Et la peau qui pèle, ce n'est pas bien charmant ! Attention aussi au retour des vacances ; certes le soleil a desséché la peau, mais vous allez rapidement observer une floraison de boutons ! Pourquoi ? Parce que votre peau s'est épaissie au soleil (c'est une réaction de protection) et que le sébum a du mal à s'évacuer. Il forme donc un bouchon, qui gonfle, qui gonfle jusqu'à former lui-même un bouton ! Alors, pensez à faire un gommage au retour des vacances !

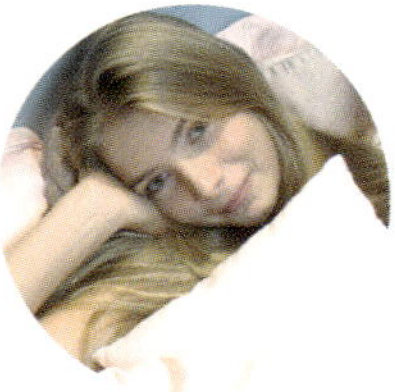

SOS bouton

Que faire lorsqu'un bouton pointe le bout de son nez ? Voici quelques méthodes efficaces pour exterminer l'intrus !

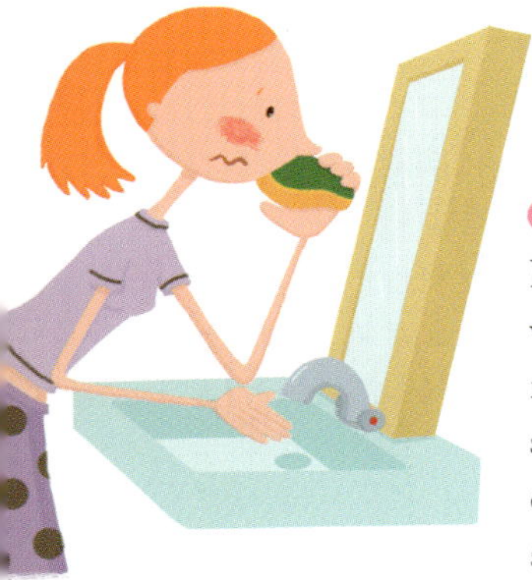

Halte au gore !

Nous vous voyons d'ici : vous vous réveillez le matin, vous vous regardez dans un miroir et là, enfer et damnation, un gros bouton a profité de votre sommeil pour se loger au milieu de votre front. Un troisième œil de cyclope, on ne voit que lui. Énervée par cette intrusion sournoise, vous décidez de le faire passer de vie à trépas en moins de temps qu'il ne faut pour le dire, et spoutsch, il est écrasé par vos deux index rageurs. Malheureuse !

Zen

Il est très important de ne pas martyriser vos boutons, pour ne pas aggraver leur cas, et le vôtre ! Car un bouton torturé contamine les pores autour du lieu de son exécution, ce qui fait que vous n'aurez pas un moche bouton, mais une légion de moches boutons. Mauvais calcul !

Les gestes qui sauvent

Mieux vaut donc le sécher avec un produit antiseptique pour la peau, ou bien avec un peu d'alcool. Attention, cet antiseptique doit être appliqué de façon très localisée, avec un coton ou un Coton-Tige, juste sur le bouton.

Bon plan

Vous pouvez trouver dans le commerce, des correcteurs d'imperfections teintés : il s'agit d'un produit « 2 en 1 », qui va sécher le bouton tout en le camouflant ! C'est très pratique et ça s'emporte partout avec soi !

Ce n'est pas une lotion purifiante à badigeonner sur tout le visage ! Il existe aussi des produits cosmétiques anti-imperfections, à appliquer toujours localement.

Tenue de camouflage

Pour cacher cette imperfection, vous pouvez utiliser un produit de type anti-cernes. Ce produit doit être bien couvrant et de la même couleur que votre peau. Vous l'appliquez sur le bouton, puis vous tapotez très légèrement avec votre doigt, afin d'obtenir un camouflage discret !

Je l'aurai !

Mais si votre envie de meurtre de ce bouton à la tête bien blanche est irrépressible, faites-le en douceur pour ne pas laisser de cicatrice sur la peau : utilisez deux mouchoirs en papier, un pour chaque doigt ; pliez ces mouchoirs en quatre et enroulez-les autour de vos doigts ; cela évitera que vos ongles ne viennent percer la peau ! Terminez toujours par l'application d'un antiseptique pour la peau. Et paix à son âme de bouton, on ne le regrettera pas !

Dermato

Si vos boutons sont trop mbreux, pensez à consulter un dermatologue plutôt que de vous automutiler inutilement.

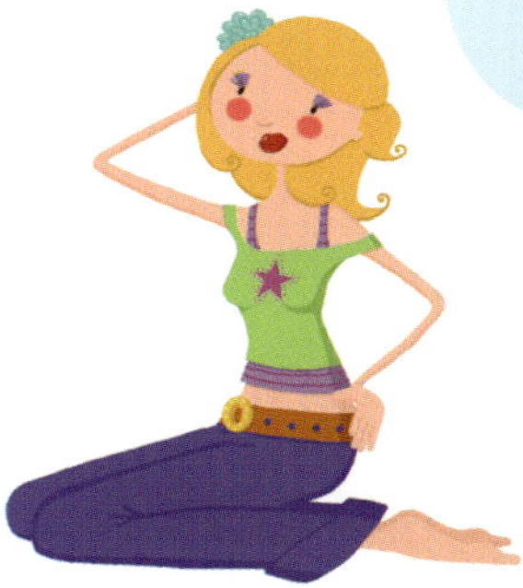

Mlle Toomuch

Mlle Toomuch ne sait pas laisser ses boutons tranquilles. Elle les massacre consciencieusement. Le lendemain, au lycée, elle arrive avec la tête dans un bandage, genre momie tout droit sortie de son sarcophage, prétextant un exposé sur les Égyptiens. L'imagination de Mlle Toomuch est elle aussi *too much*, parfois !

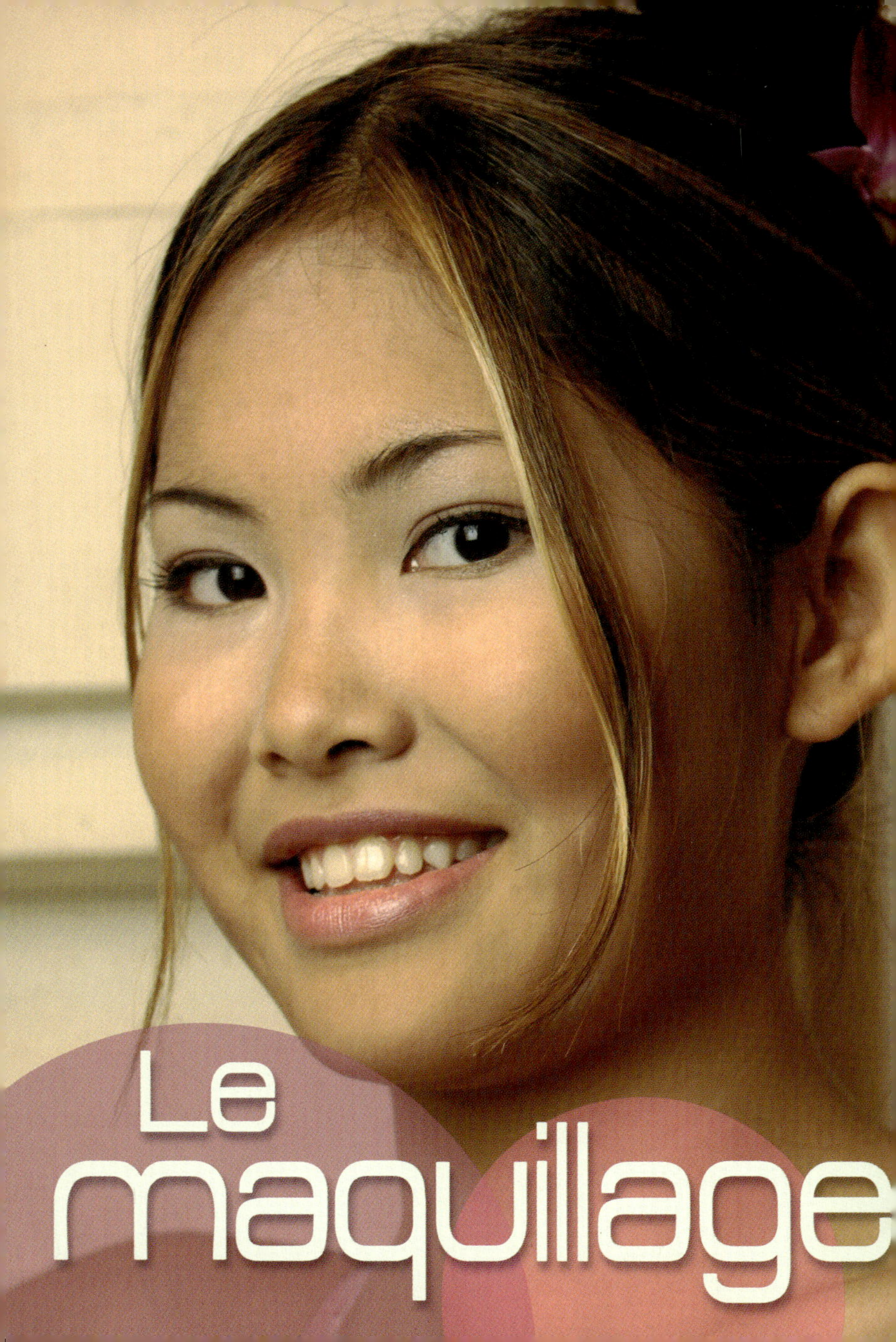

Le maquillage

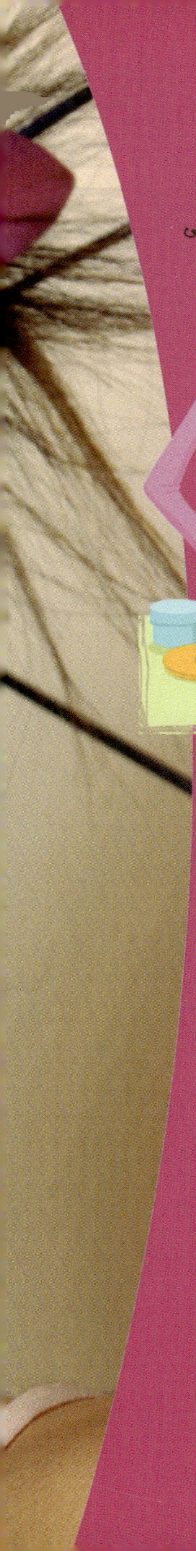

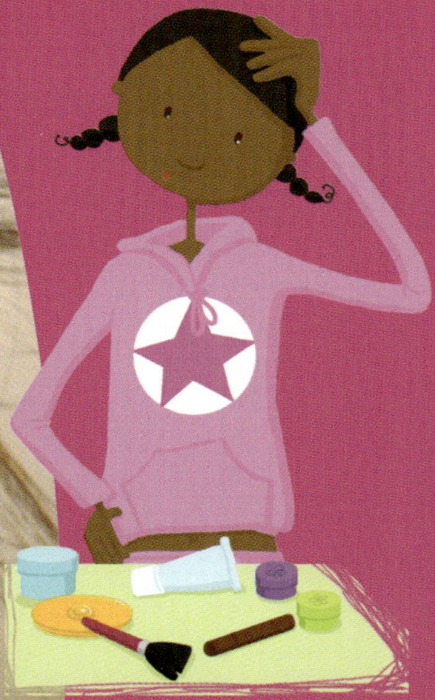

Maintenant que vous avez une belle peau, entrons dans le vif du sujet : comment se maquiller et sublimer cette beauté dont Dame Nature vous a fait cadeau le jour de la distribution ? Car vous êtes toutes belles, les filles, sachez-le, et vous allez l'être encore plus !

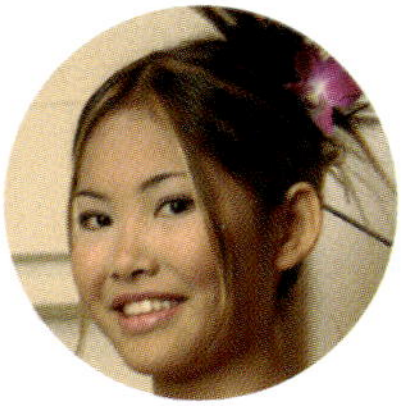

Avec quoi se maquille-t-on ?

Vous entrez dans un grand magasin pour vous trouver un petit rouge à lèvres tout bête. Et là, enfer et damnation, il y a 20 stands de différentes marques, avec chacun 50 rouges à lèvres différents, au milieu des fards, poudres, mascaras et autres. Tous ces produits ont-ils une utilité et laquelle ? Comment s'y retrouver dans cet immense marché de la cosmétique ?

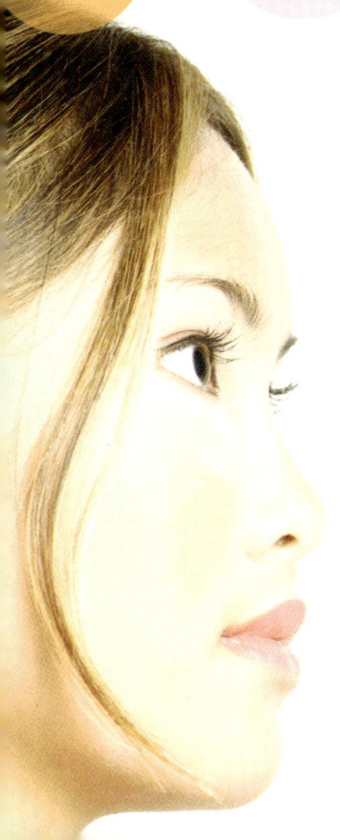

Le fond de teint

Ce produit miracle (et désastreux s'il est mal appliqué !) permet d'unifier le teint, de corriger légèrement la couleur de la peau et de masquer les petites imperfections. Résultat : un joli teint, parfaitement lumineux, à faire pâlir de jalousie Blanche-Neige !

L'anti-cernes

Sous forme de petit stylo ou de petit applicateur en mousse, il va dissimuler vos imperfections les plus tenaces, comme les boutons, cicatrices, rougeurs et cernes. Un joli coup de baguette magique !

La poudre libre ou pressée

Vous ne pourrez plus vous en passer, car elle va vous apporter beaucoup de douceur. Adieu, brillance et

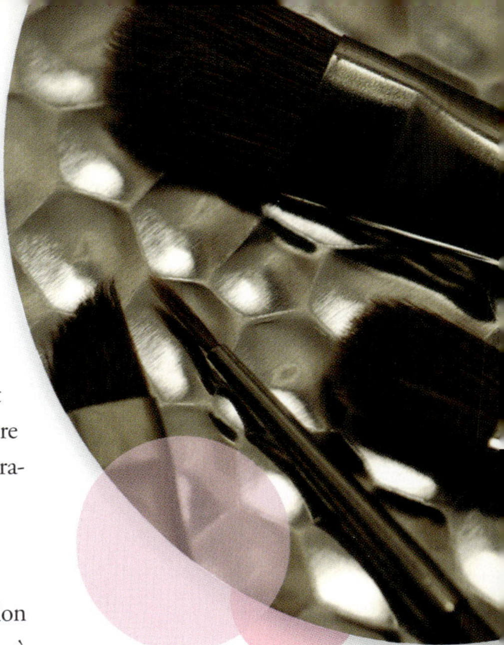

luisance, grâce à son pouvoir matifiant ! Avec elle, une peau parfaitement veloutée, telle une belle pêche, pour un maquillage longue tenue ! Quoi de mieux ?

Le fard à joues (ou blush)

Il est là pour rehausser vos pommettes et donner quelques douces émotions à votre joli minois ! À consommer avec modération, pour éviter l'effet poupée russe !

Le fard à paupières

Il mettra vos yeux en valeur, à condition de bien choisir sa teinte et de l'appliquer à dose homéopathique ! Nous verrons tout ça un peu plus loin.

Le crayon pour les yeux

Il vous fera un regard plus intense et pourra aussi corriger leur forme. À vous, les jolis yeux en amande, dont vous avez souvent rêvé en secret ! Les plus douées pourront tenter l'eye-liner !

Le mascara

C'est la touche finale du maquillage des yeux. Il allonge, recourbe, épaissit les cils et fait des yeux grands et grands ouverts. À condition de l'appliquer en haut et en bas aussi !

La bouche

Elle se dessine avec un crayon contour des lèvres et se colore légèrement avec un rouge à lèvres ; mieux encore, le gloss ou brillant à lèvres, pour se faire une bouche gourmande, tendre en couleurs !

Et la panoplie de la maquilleuse ?

Éponge à fond de teint, houppette pour la poudre, un pinceau pour les yeux et un autre pour les joues et, bien sûr, un taille-crayon pour les crayons de maquillage ; ne piquez pas celui du petit frère, ses crayons et les vôtres n'ont pas la même taille !

Dans quel ordre se maquille-t-on ?

Le maquillage obéit à un rituel précis : il faut faire les choses dans l'ordre, sinon, la séance peut vite tourner au cauchemar et votre maquillage, léger comme une bise printanière, se transformer en masque de Halloween !

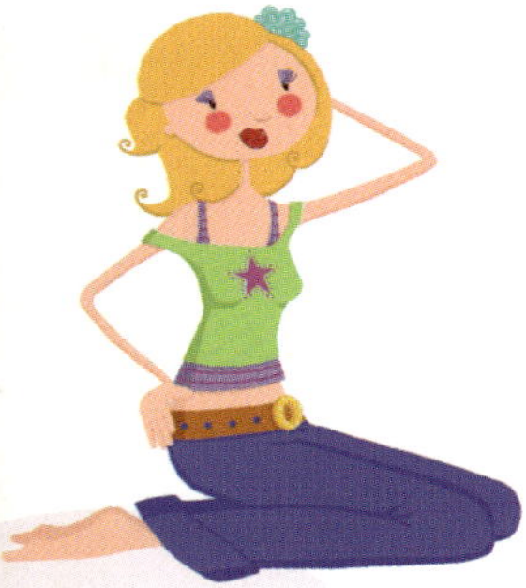

Mlle Toomuch

Mlle Toomuch a son ordre à elle pour se maquiller : c'est l'ordre alphabétique. D'abord, l'anti-cernes avec un A, puis l'eye-liner avec un E, puis le fond de teint avec un F, puis le gloss, puis le mascara. Résultat : catastrophique !

Petit rappel

Le maquillage se réalise toujours sur une peau parfaitement nettoyée et protégée par une crème de base ou crème de jour.

Le teint

Il faut toujours commencer par le teint, avec dans l'ordre :

1. Le fond de teint.
2. L'anti-cernes.
3. La poudre libre.
4. Le fard à joues.

Les yeux

Ensuite vient le maquillage des yeux :

1. Les paupières.
2. Le contour des yeux.
3. Les cils.

La bouche

Et pour finir, la bouche, avec :

1. Le contour des lèvres.
2. Les lèvres.

Nous allons voir par la suite comment procéder pour chaque zone concernée.

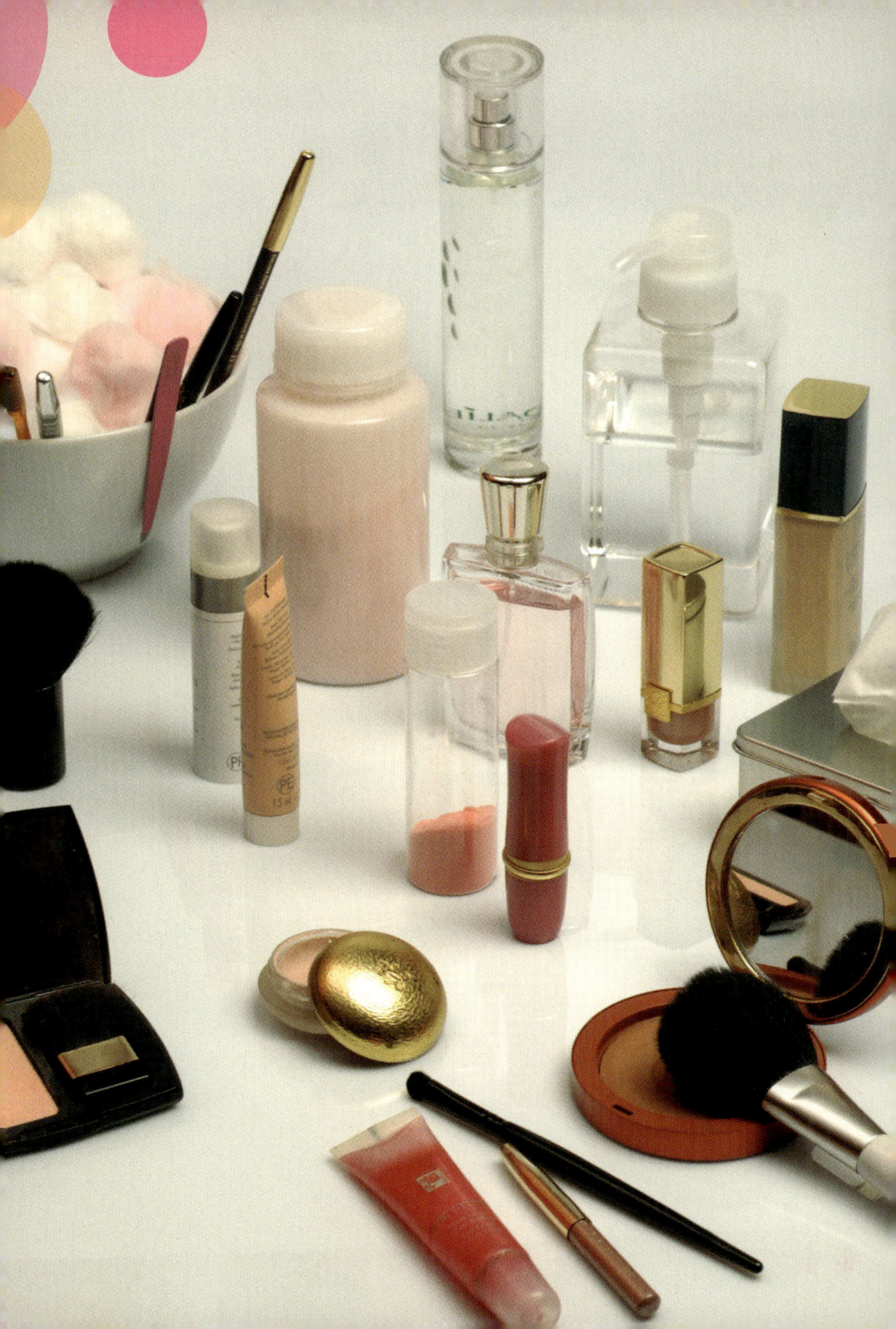

Comment entretient-on produits et matériel ?

L'entretien et la bonne conservation de vos produits de beauté sont importants, à moins que vous ne souhaitiez faire une culture de moisissures sur votre éponge à fond de teint, ou encore une super-réaction au mascara de votre tatie chérie qui date de l'après-guerre !

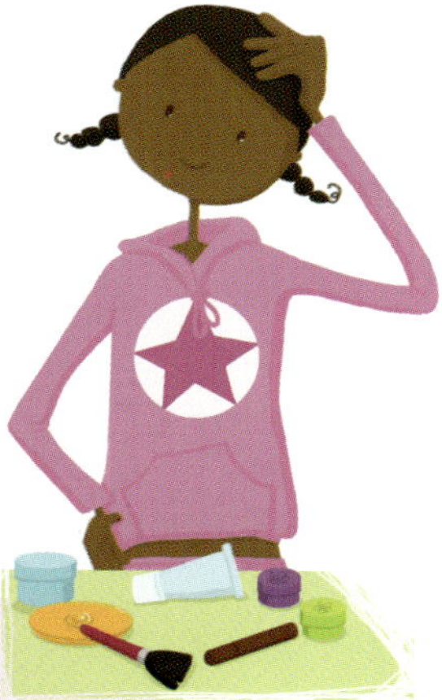

Plouf !

Le matériel de maquillage s'entretient très facilement : éponge à fond de teint, houppette, pinceaux se nettoient à l'eau et au savon. Il faut ensuite les rincer abondamment à l'eau claire, et prendre soin de recoiffer les poils des pinceaux, sans pour autant leur faire un brushing ! L'éponge à fond de teint se nettoie chaque jour, le reste une fois par semaine.

Et que ça brille !

Les produits de maquillage s'entretiennent eux aussi ! Il faut penser à les refermer après chaque utilisation pour éviter qu'ils ne sèchent et ne se fassent envahir par de petits microbes pas sympathiques ! Pensez aussi à nettoyer le goulot des produits, de temps en temps, et le fond des couvercles !

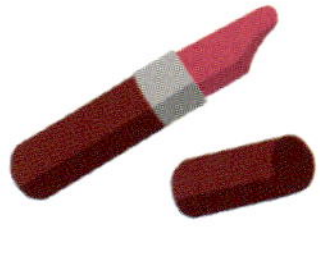

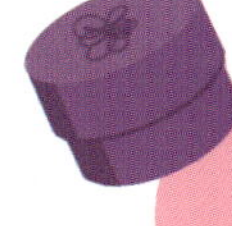

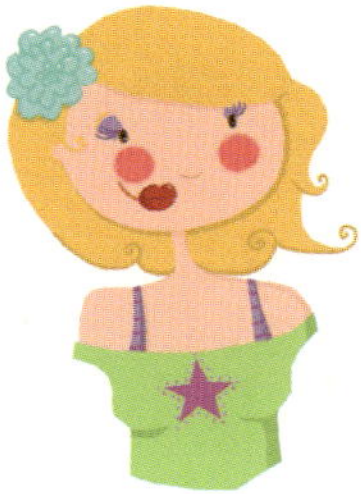

Date de péremption

Les poudres, les fards (à paupières et à joues), les crayons se conservent très longtemps, des années même ! En revanche, faites attention aux mascaras ; ils se dessèchent assez vite et, une fois pâteux, le résultat pattes de mouche est catastrophique ! Ne les gardez pas plus de six mois. Quant aux rouges à lèvres et autres gloss, ils se conservent bien deux ans et demi, sauf si vous les avez oubliés dans la voiture en plein soleil !

Mlle Toomuch

Mlle Toomuch conserve ses produits au frais. D'ailleurs, quand elle va à la plage, elle emporte tout son maquillage dans la glacière. On ne sait jamais, si elle croise un beau maître nageur...

Chambre froide

D'une façon générale, conservez vos produits de beauté à l'abri de la lumière, dans votre trousse à maquillage, et à l'abri de la chaleur. Ne la posez donc pas sur le radiateur !

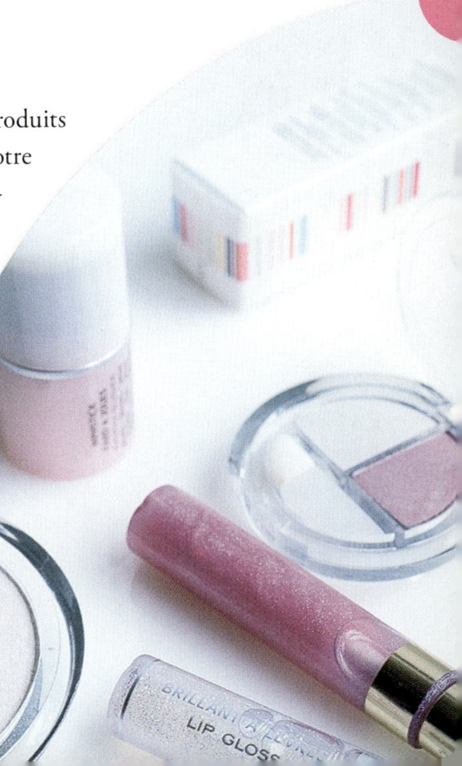

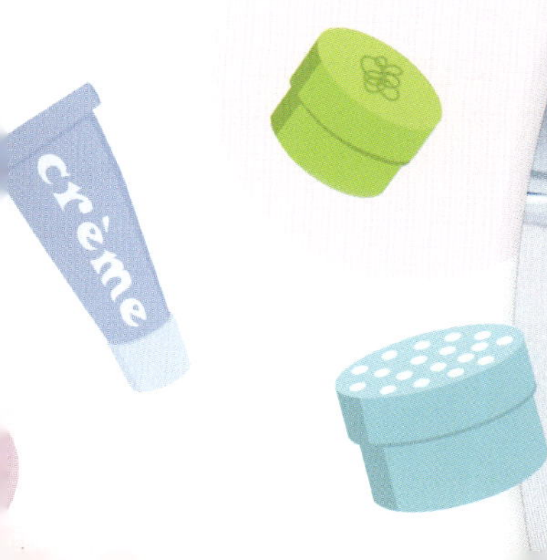

Où achète-t-on ses produits ?

Maintenant que vous savez quoi est quoi, qu'un chat est un chat, une houppette une houppette, un mascara un mascara, où se procurer tous ces produits indispensables ?

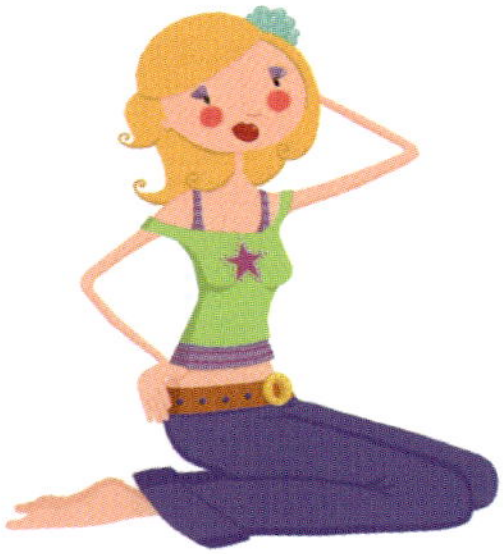

Mlle Toomuch

Mlle Toomuch vient d'être invitée à une soirée impromptue. Ni une ni deux, là voilà qui entre dans un supermarché, file au rayon cosmétiques et se maquille de la tête aux yeux, euh non, plutôt du menton au front, avec les produits en démonstration. Et que je me tartine les lèvres de gloss, et que je badigeonne mes yeux de fards de toutes les couleurs... Là voilà toute peinturlurée pour aller à sa soirée. Elle n'en fait pas un peu trop, Mlle Toomuch ?

D'occase

Comme nous venons de le voir précédemment, les produits de maquillage s'entretiennent, se bichonnent, se chouchoutent, et il est donc formellement interdit de les acheter d'occasion ! Ou encore sur un marché aux puces, car on ne sait pas d'où ils viennent et s'ils n'ont pas déjà servi !

Magasins

Les produits de beauté ne se cueillent pas sur les arbres, ne se déterrent pas dans les champs, mais s'achètent dans les magasins : grandes surfaces, grands magasins, supermarchés, boutiques spécialisées, instituts ou parfumeries. Préférez des magasins équipés de présentoirs à maquillage, pour pouvoir essayer tous les produits sur votre main, et vous rendre bien compte de leur teinte. Utilisez les crayons et autres rouges à lèvres avec « testeur » écrit dessus, n'en ouvrez pas de neufs, vous seriez obligée de les acheter. Et ne les essayez en aucun

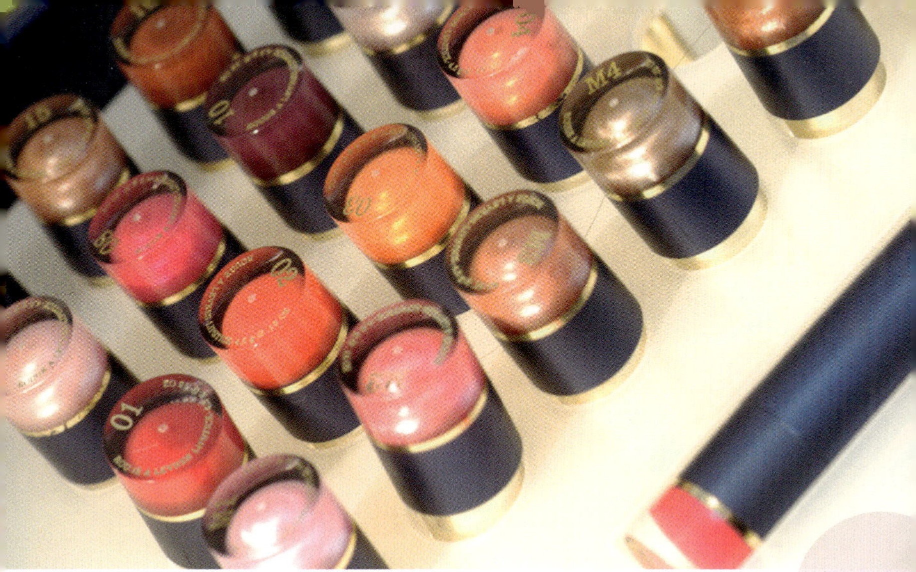

cas sur vos lèvres, sur vos yeux : une fille avec un méchant herpès ou une vilaine conjonctivite s'en est peut-être servi avant vous !

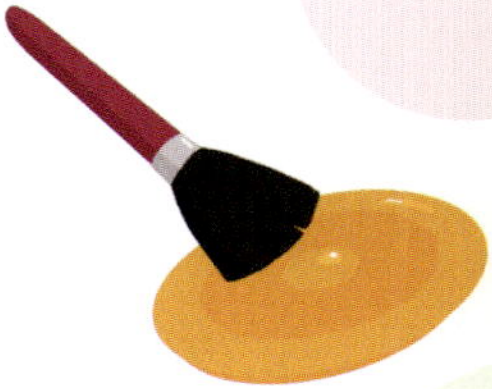

Vendeuse

N'hésitez pas non plus à faire appel à une vendeuse, ses conseils pourraient être précieux et judicieux ! Mais si elle insiste pour vous vendre ce rouge à lèvres noir hypertendance gothique, sachez dire non. Votre look, c'est plutôt Cendrillon que Cruella, non ?

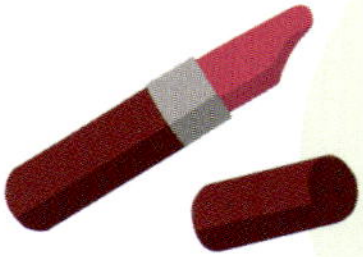

Bon plan

Les grands magasins et grandes surfaces proposent parfois des animations maquillage : c'est l'occasion rêvée de se faire maquiller gratuitement par une vraie pro ! Elle vous proposera certainement un maquillage différent de celui auquel vous êtes habituée ; l'expérience est donc intéressante !

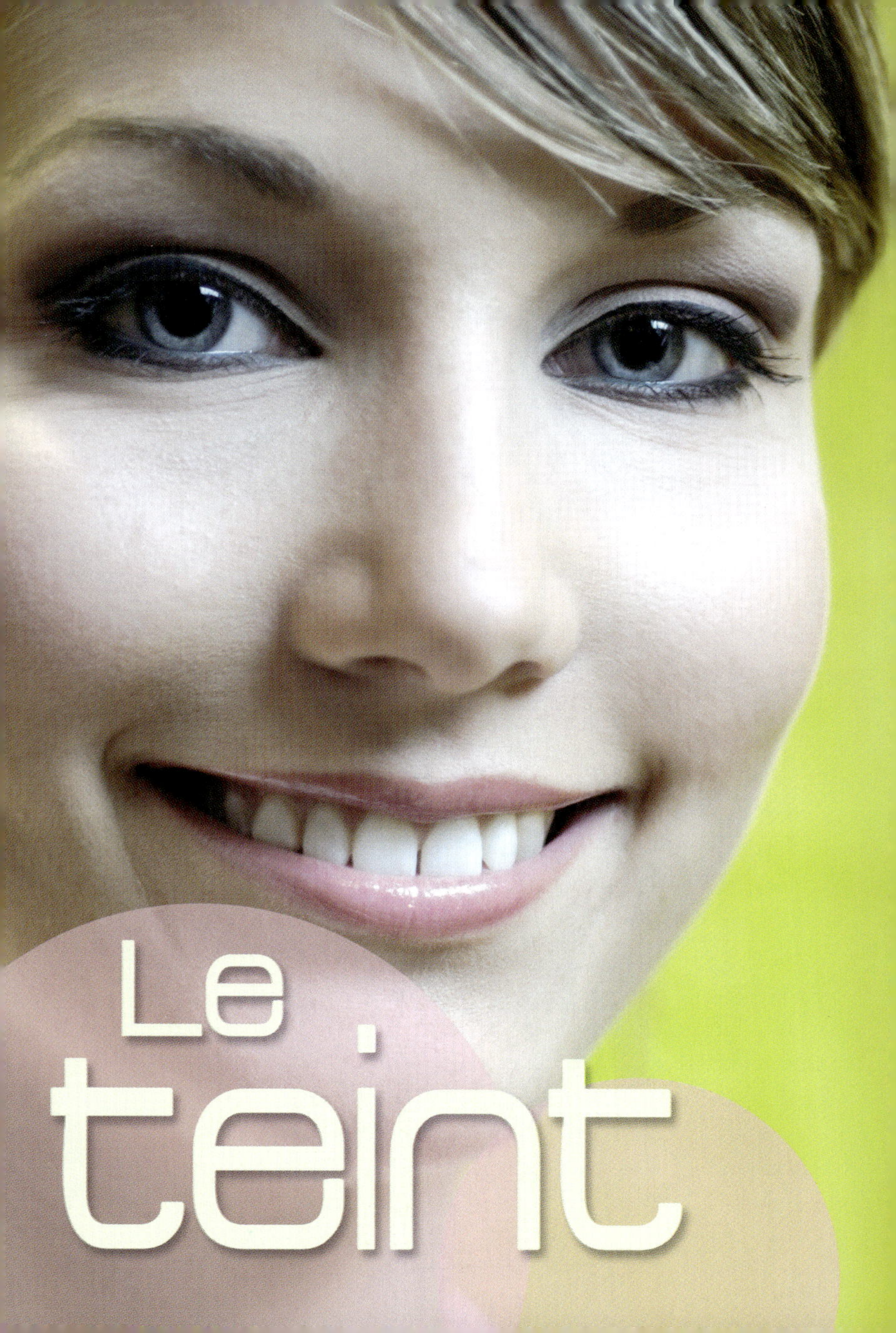

Le teint

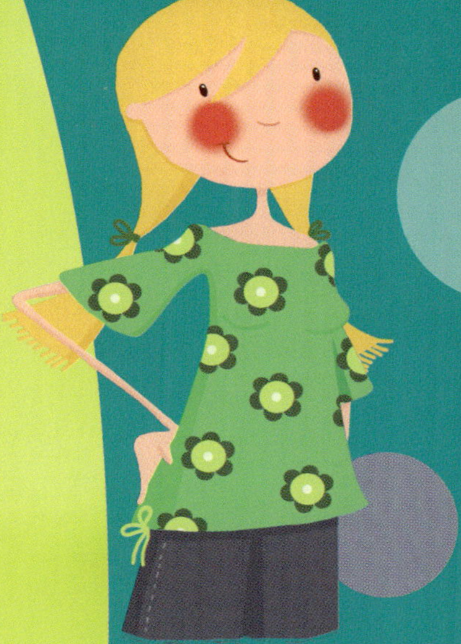

Un teint de pêche, tel est votre objectif :

zéro défaut, zéro imperfection,

une peau de nouveau-né, lisse et fraîche.

Oui, mais pour cela, les filles,

il va falloir tricher un peu quand même !

Car heureusement et malheureusement,

vous n'êtes plus des bébés !

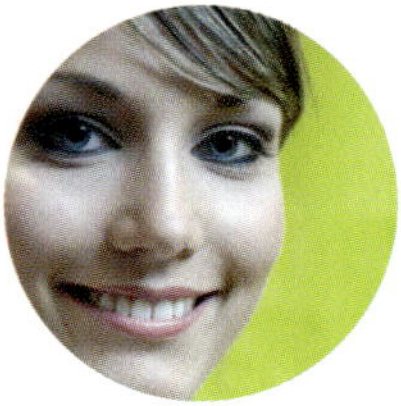

Le fond de teint

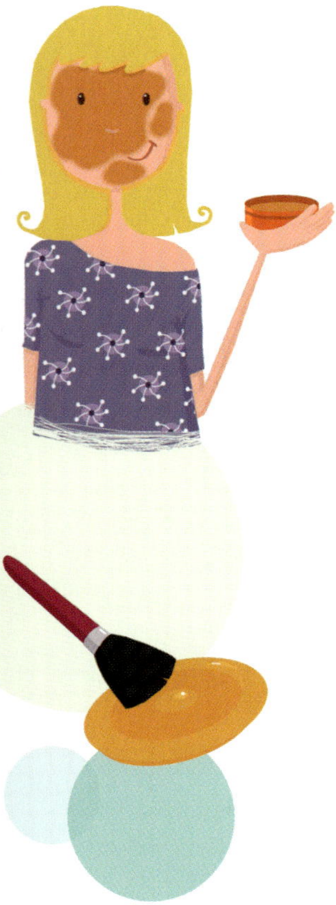

Le fond de teint va vous permettre de réaliser la toile de fond (évidemment !) de votre maquillage. L'important est donc de bien le choisir et de bien l'appliquer, sinon, bonjour le tableau final !

Le choix de la texture

En magasin, vous trouverez des fonds de teint aux textures très différentes : des fluides, des crèmes, des compacts et même des mousses ! Lequel choisir ?

* Les fonds de teint fluides et mousses sont plutôt réservés aux peaux normales à grasses, qui ont peu d'imperfections à cacher. Ils sont vivement conseillés aux débutantes afin de se familiariser avec ce type de produit !
* Les fonds de teint crèmes, de par leur texture onctueuse, sont plutôt destinés aux peaux sèches et sensibles.
* Les fonds de teint compacts sont plus camouflants, donc pour les peaux aux imperfections plus nombreuses.

Et pour la teinte ?

Là, il est indispensable de tester les produits, afin de trouver celui qui sera le mieux adapté à votre carnation (c'est-à-dire votre couleur de peau). Essayez-le sur le

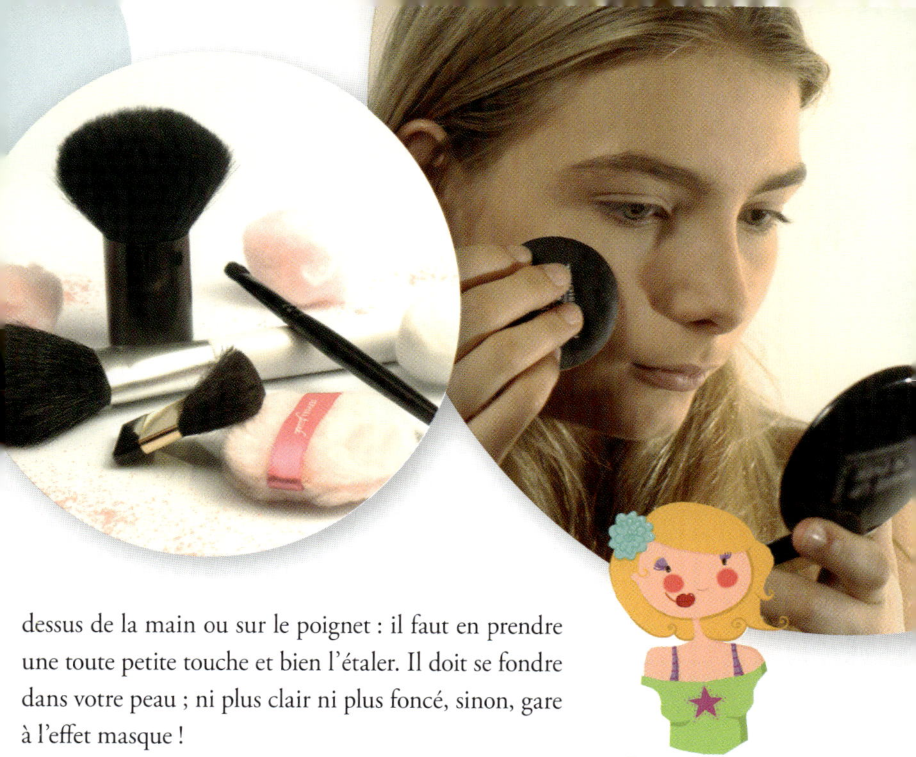

dessus de la main ou sur le poignet : il faut en prendre une toute petite touche et bien l'étaler. Il doit se fondre dans votre peau ; ni plus clair ni plus foncé, sinon, gare à l'effet masque !

Mlle Toomuch

Mlle Toomuch ne comprend pas l'intérêt de mettre un truc pour que ça ne se voie pas : le fond de teint, c'est comme le rouge à lèvres, si on en met, faut que ça se sache. Elle s'en verse donc une bonne quantité sur le visage et étale cela comme de la crème, en vastes gestes circulaires. Y a des endroits où y en a, d'autres où y en a pas, tant mieux, ainsi ça se voit !

Méthode d'application

Maintenant que vous avez choisi votre fond de teint, il faut l'appliquer correctement. Vous pouvez le poser avec une éponge à fond de teint, humidifiée, ou avec les doigts, pour les plus douées. Il faut l'appliquer d'abord au milieu du visage et l'étirer vers les contours, par petits gestes, sans oublier le cou. Attention à la racine des cheveux et aux sourcils, ainsi qu'aux coins du nez. Vérifiez de près qu'il ne reste pas de traces ou de paquets : le résultat doit être naturel. Le fond de teint doit fon-dre sur votre peau et s'y con-fon-dre !

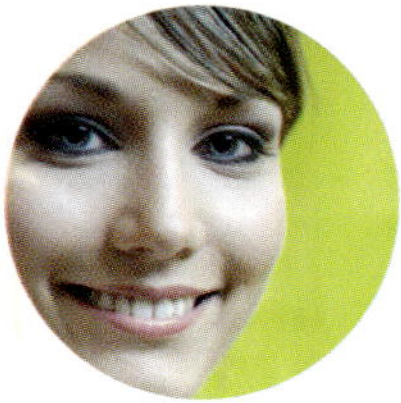

L'anti-cernes

Et maintenant, l'anti-cernes, la petite baguette magique qui, d'un seul coup, effacera ces petites imperfections qui vous mènent la vie dure ! Abracadabra, cerne, bouton, tu disparaîtras !

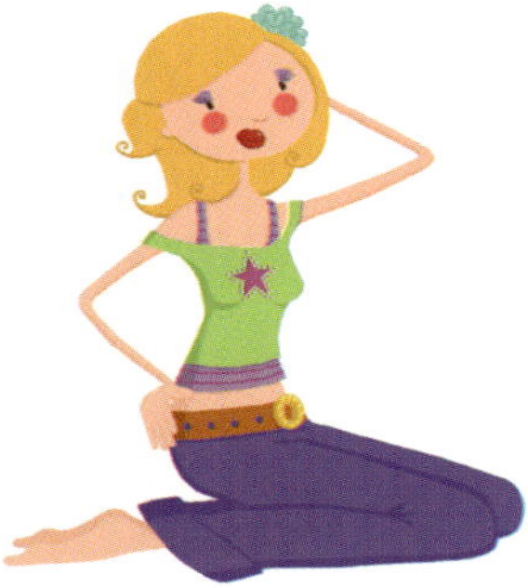

Mlle Toomuch

Mlle Toomuch utilise l'anti-cernes comme le fond de teint : faut que ça se voie ! Du coup, elle a deux auréoles blanches autour des yeux, qui lui donnent un drôle d'air de chouette. Pour un peu, elle hululerait presque !

Quelle texture choisir ?

Pour les imperfections légères, choisissez un anti-cernes à la texture fluide ou crémeuse (il s'agit plutôt d'un petit flacon, avec un applicateur en mousse) ; pour les plus tenaces, préférez une texture plus épaisse, à l'aspect de pâte (ce produit se présente souvent comme un petit stick).

Et la teinte ?

La teinte de l'anti-cernes doit être la plus proche possible de votre carnation, ou un ton légèrement en dessous. Attention, le choix de la couleur est un point très important, sinon, adieu le camouflage ! Et bonjour l'exposition des imperfections !

Comment utiliser cette baguette magique ?

Vous appliquez l'anti-cernes sur les imperfections, de façon très localisée, et vous l'estompez du bout des doigts, en le tapotant délicatement. Il doit se fondre dans la peau ou sur le fond de teint. Si vous avez une éponge à fond de teint, vous pouvez l'utiliser pour estomper l'anti-cernes. Si le résultat n'est pas satisfaisant, procédez à une nouvelle application d'anti-cernes.

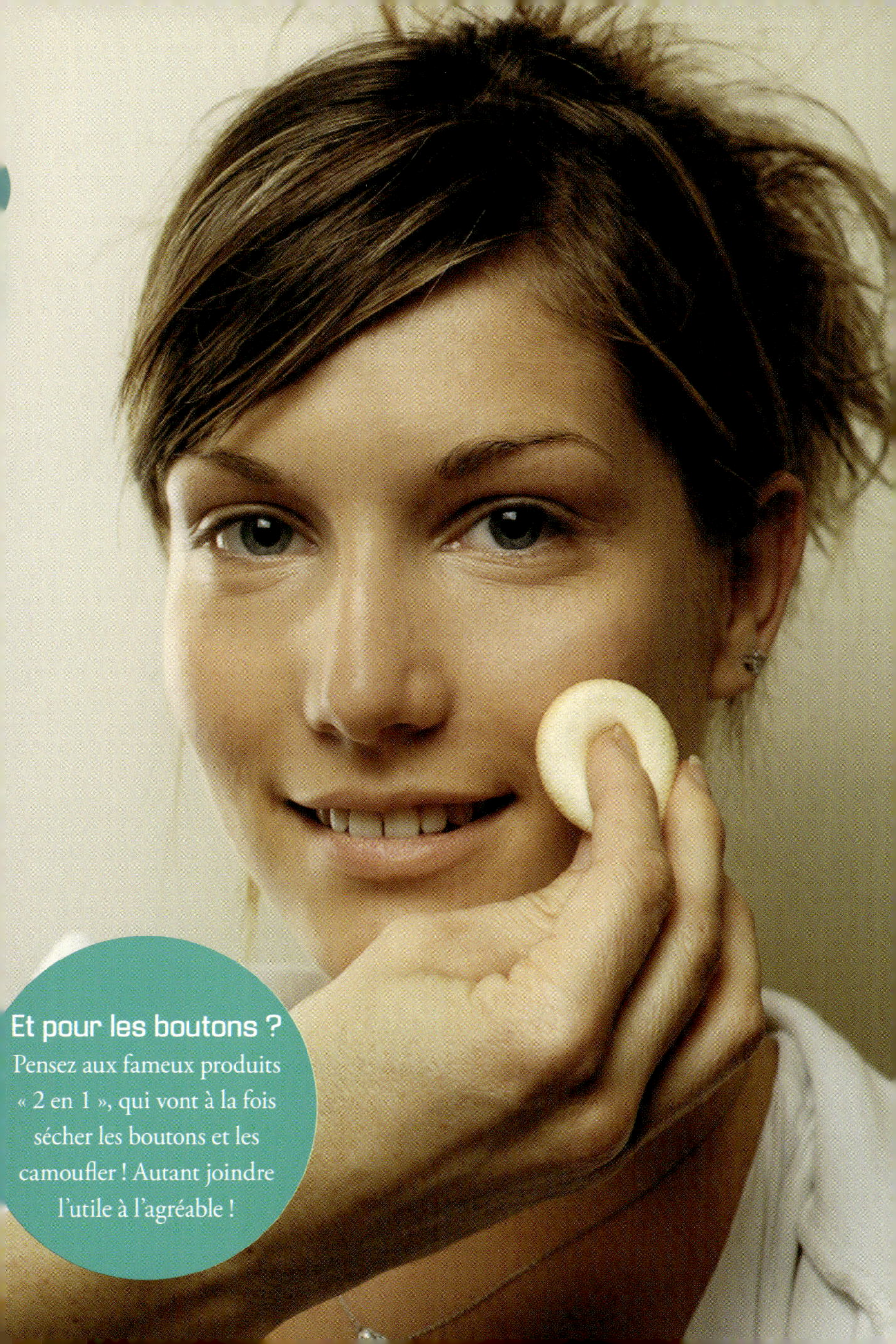

Et pour les boutons ?

Pensez aux fameux produits « 2 en 1 », qui vont à la fois sécher les boutons et les camoufler ! Autant joindre l'utile à l'agréable !

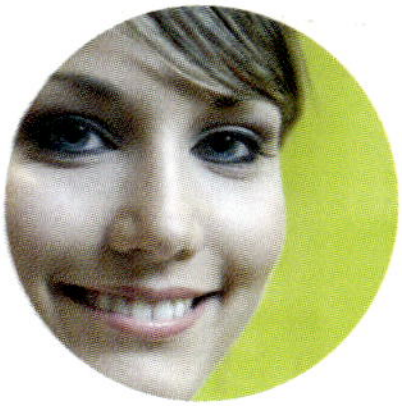

La poudre

C'est souvent une étape oubliée dans le maquillage, alors que la poudre y joue un rôle essentiel ! Elle en assure la bonne et longue tenue. Alors, les filles, à vos houppettes !

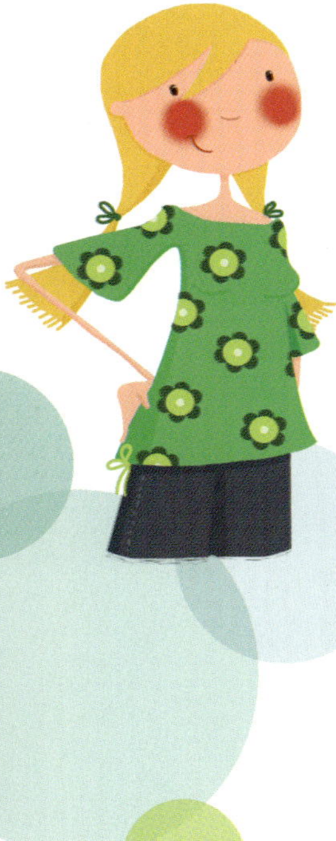

Poudre libre ou pressée, que choisir ?

La poudre libre (à la texture semblable à de la farine, la couleur en plus !) est celle qui s'applique sur le fond de teint.

La poudre pressée ou compacte s'applique en retouches dans la journée, lorsque la peau commence à briller, ou juste avant un rendez-vous avec le bel Édouard !

Comment appliquer la poudre ?

Elle s'applique avec une houppette (fournie dans les boîtiers de poudre). Il faut tamponner la peau délicatement, sans déplacer le fond de teint. Poudrez bien l'ensemble du visage et du cou, sans oublier les paupières et les lèvres pour une meilleure tenue de leur maquillage.

Joues roses

Et pour la petite touche bonne mine, terminez toujours par un fard à joues (appelé aussi blush). Il va rehausser le teint et illuminer le visage. Mais attention, cette touche doit être délicate et subtile ! Le fard à joues s'applique avec un pinceau (fourni dans le boîtier) ; commencez

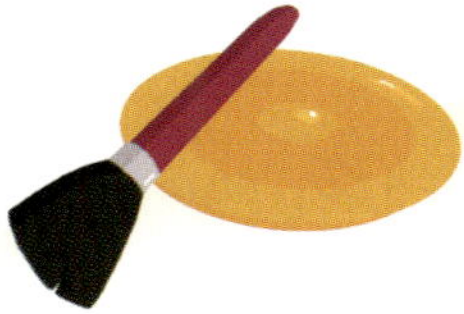

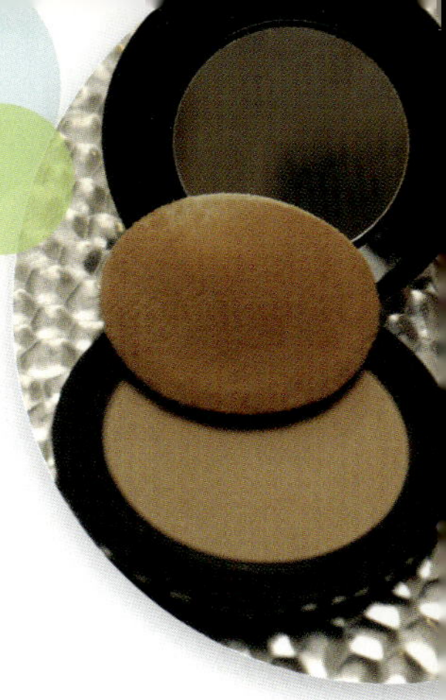

par les pommettes, en dégradant le fard jusqu'aux tempes. Le choix de sa couleur dépend des vêtements que vous allez porter : un ton abricot pour vos tenues de couleur marron, orange, rouge ; et un fard plus rosé pour s'harmoniser avec le violet, mauve, bleu, rose.
Qui c'est qui va être la plus belle pour aller danser ?

Petit truc pour filles pressées

En cas de panne de réveil et de course effrénée pour rattraper ce temps passé au lit, poudrez-vous directement la peau (après l'avoir nettoyée et protégée bien sûr !) avec une poudre pressée. Le résultat n'est pas si mauvais !

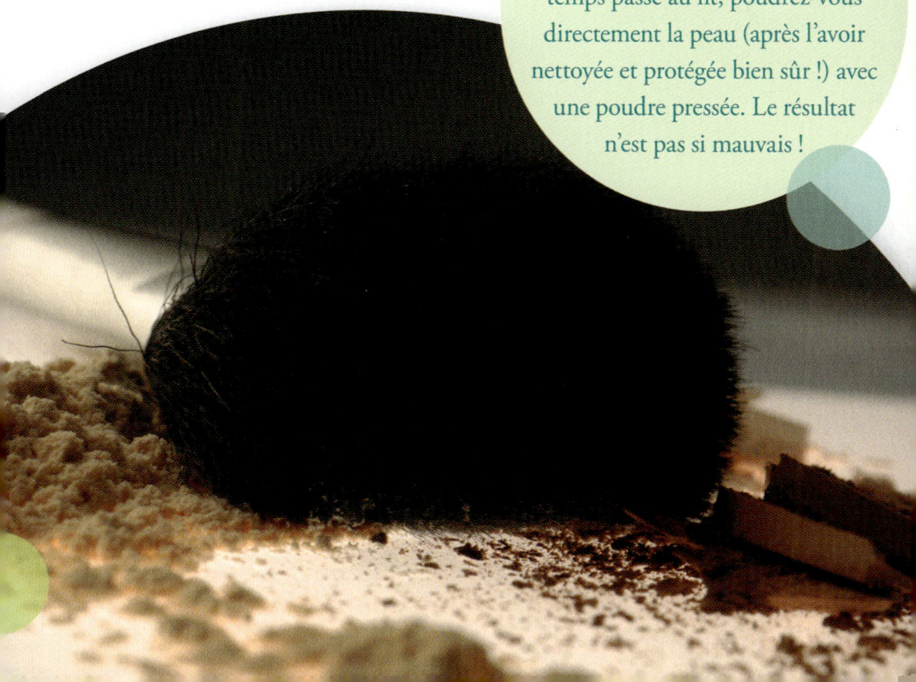

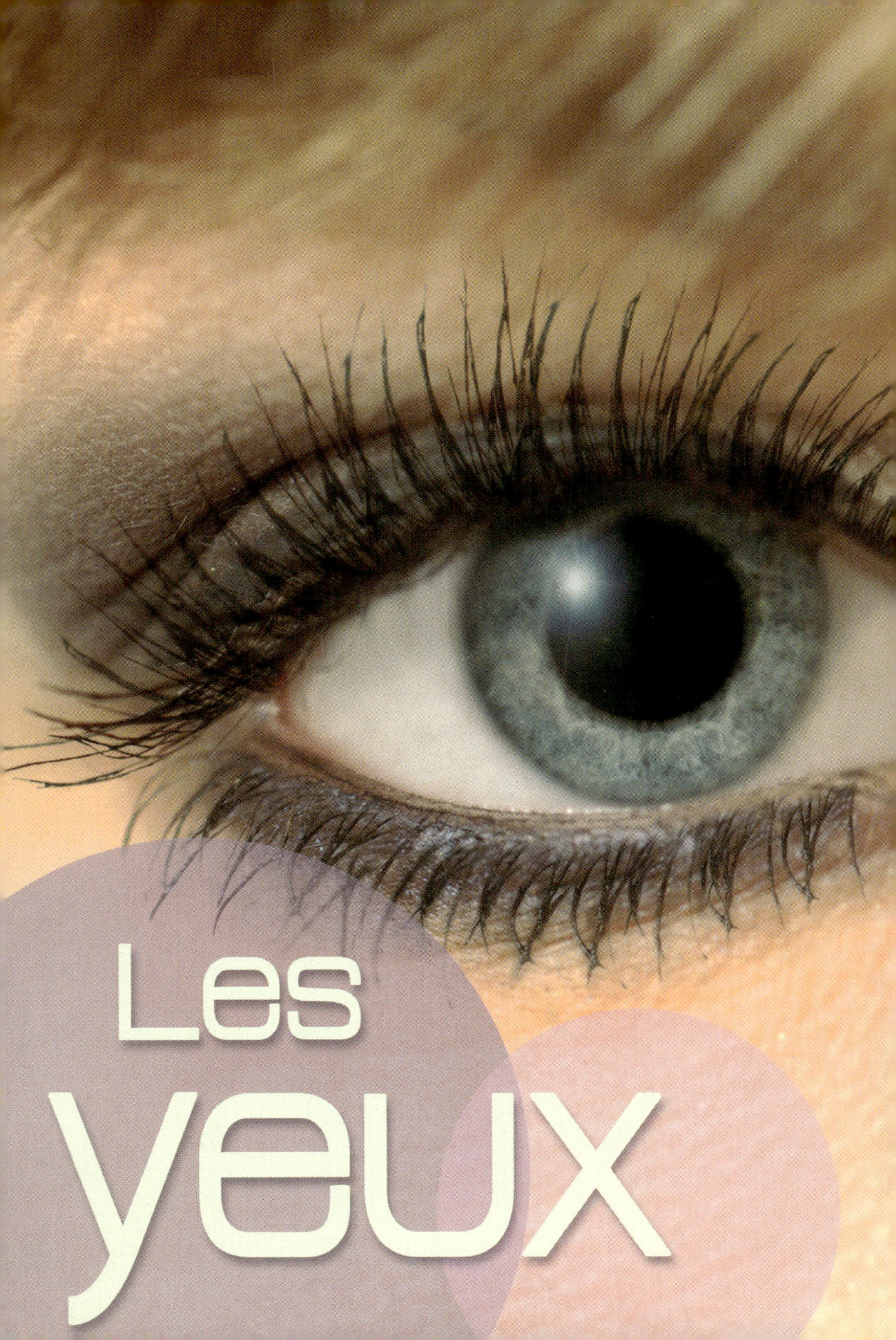
Les
yeux

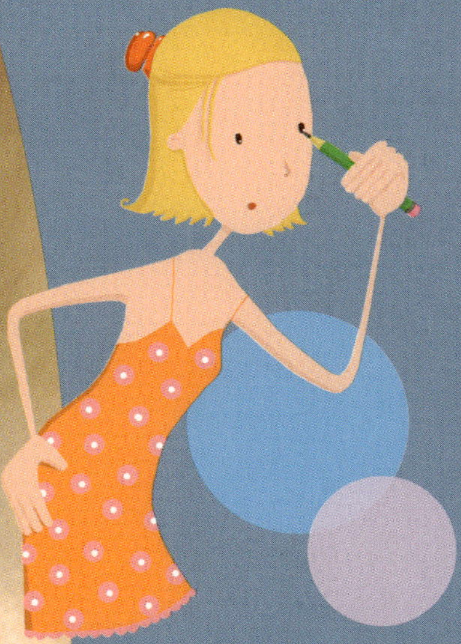

Bon, vous voilà avec une belle peau sans défaut. Maintenant, attaquons-nous aux yeux. Comme ils sont le miroir de l'âme, il est important d'y faire attention, pour que le bel Édouard se perde dans vos pupilles et vous regarde dans les yeux, nous avons bien dit dans les yeux !

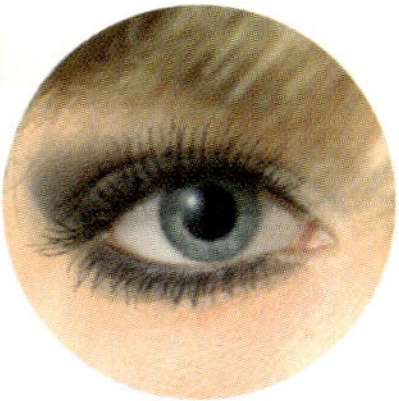

Fard à paupières

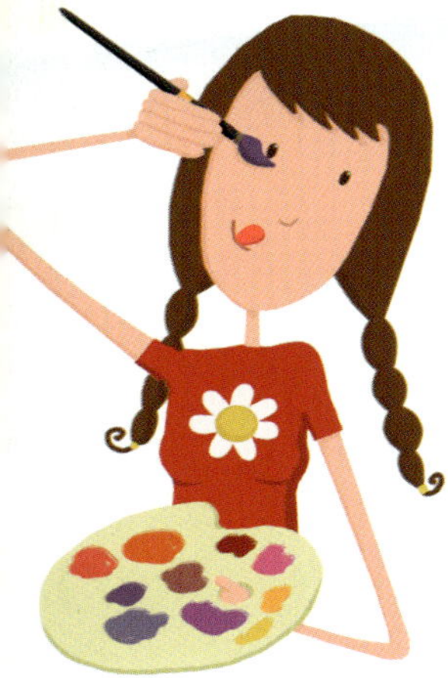

Petit rappel : le maquillage des yeux commence par la pose du fard à paupières. Pour celles qui n'ont pas suivi, reportez-vous p. 26 et attention, la prochaine fois, c'est moins 5 à l'interro !

Piano, piano !

Pour vous rendre en cours, un peu de mascara sur les cils, ce sera bien suffisant ! Réservez donc le fard à paupières pour vos sorties ! Mais attention, là encore, certaines couleurs sont à éviter si vous ne voulez pas ressembler à une palette de peintre !

Quelles couleurs de fard choisir pour vos yeux ?

* Vous avez les yeux marron, yeux de cochons, vous disait-on à l'école primaire ! Eh bien, c'est parfait car vous pouvez vous permettre toutes les couleurs, et toc ! Adaptez vos fards en fonction de votre garde-robe ! Du mauve, du rose pour aller avec les vêtements noirs, gris, violets et roses. Le brun, l'abricot, le kaki s'accorderont avec vos autres tenues. À éviter : le vert et le bleu qui sont assez difficiles à porter !
* Si vous avez de beaux yeux bleus, alors n'hésitez pas à les mettre en valeur avec des tons bruns et orangés.

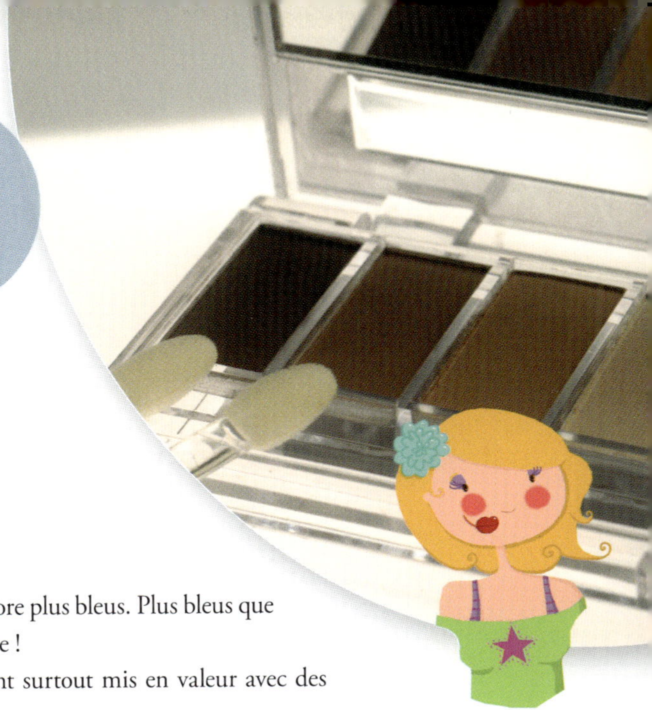

Ils en ressortiront encore plus bleus. Plus bleus que bleus ? Si, c'est possible !

* Les yeux verts seront surtout mis en valeur avec des fards violets, mauves, prune.

Et la texture ?

Préférez les fards sous forme de poudre pressée, faciles à appliquer et à dégrader. Ils ont de surcroît une très bonne tenue.

Comment les appliquer ?

Pour un regard lumineux, déposez toujours un fard clair (blanc ou crème) au coin interne des yeux et sur l'arcade sourcilière. Appliquez l'autre fard, dont la couleur s'accorde avec votre tenue, sur le coin externe des yeux, en l'estompant vers le milieu de la paupière. Utilisez un pinceau pour un résultat plus fondu ; le dégradé se fera plus facilement.

Mlle Toomuch

Mlle Toomuch a de beaux yeux bleus. Elle croit que, pour qu'on les voie mieux, il faut leur ajouter du fard de la même couleur. Elle se tartine toute la paupière d'un bleu lagon, jusqu'aux sourcils, si bien que ses amis s'inquiètent pour elle et lui demandent qui lui a fait ces deux yeux au beurre bleu ! Un peu de mesure, quand même, Mlle Toomuch !

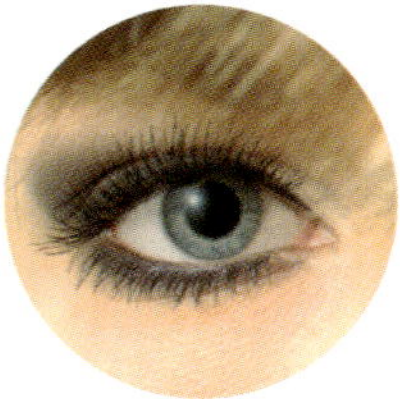

Crayon et eye-liner

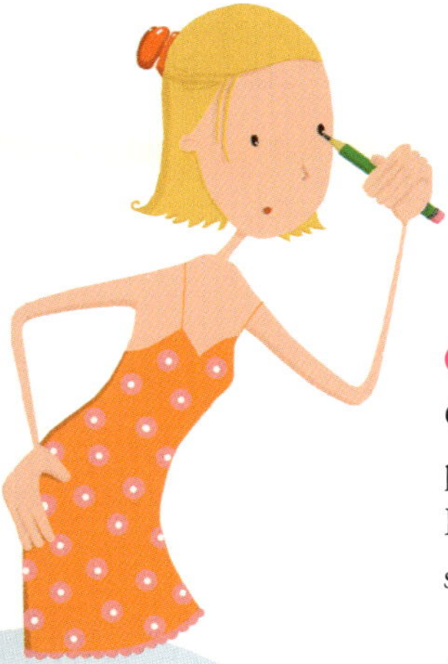

Rien de tel pour agrandir vos yeux et donner de l'intensité à votre regard qu'un petit dessin au crayon ou à l'eye-liner ! Adieu, les regards de Droopy, vive l'œillade fatale et dévastatrice !

Les crayons

Choisissez leur couleur en harmonie avec le fard à paupières que vous venez d'appliquer.

Évitez le noir qui durcit le regard, et réservez-le pour vos sorties le soir !

Comment tracer le contour des yeux ?

Il faut avant toute chose bien tailler votre crayon, puis chauffer sa mine, en traçant de petits traits sur votre main. Appliquez ensuite le crayon bien au ras des cils en partant du coin externe des yeux. Le tracé doit être assez fin dans l'ensemble et légèrement plus épais sur le coin externe. Légèrement, pas comme Cléopâtre, les Égyptiens, c'était il y a longtemps !

Où ?

Le crayon s'applique sur les paupières supérieure et inférieure. Le tracé obtenu peut être estompé avec un Coton-Tige, pour un résultat plus fondu. En ce qui

Pour les peaux noires ou métissées

Choisissez des fards à paupières lumineux, vifs, irisés et n'hésitez pas à tracer le contour de vos yeux avec des crayons colorés, tels que le violet, le bleu, le vert (à choisir bien sûr en fonction de vos vêtements).

concerne l'application du crayon à l'intérieur des yeux, mieux vaut éviter. Rien de tel pour les rendre plus petits, façon regard de fouine fouineuse !

Et pour les expertes, l'eye-liner !

Très joli pour une sortie, le tracé d'eye-liner va intensifier le regard et vous faire un œil de biche, façon Audrey Hepburn ! Enfin, après quelques séances d'entraînement ! Mais ça vaut le coup d'essayer !

Artistique !

Choisissez un eye-liner feutre, un peu plus facile que le pinceau, et noir de préférence. Procédez à son application sur la paupière supérieure uniquement, bien au ras des cils, en partant du coin interne des yeux, et en traçant d'un seul coup jusqu'au coin externe. Le tracé doit être fin et légèrement plus épais au niveau du coin externe.

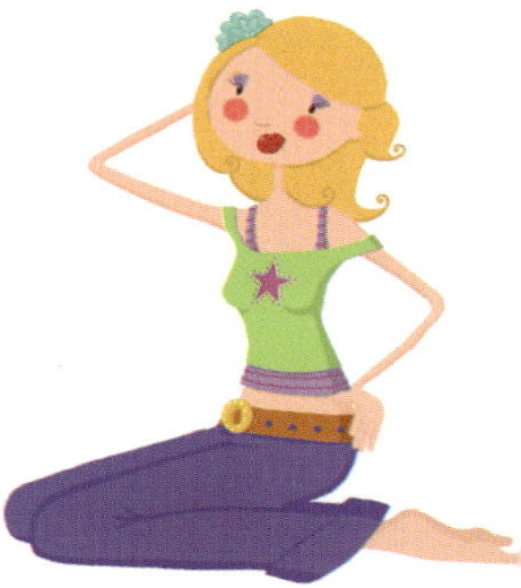

Mlle Toomuch

Mlle Toomuch met du crayon ET de l'eye-liner, car plus y en a, plus elle est contente ! Et bleu, bien sûr, car avec ses yeux bleus, elle croit qu'il faut le total look bleu. Pauvre Mlle Toomuch !

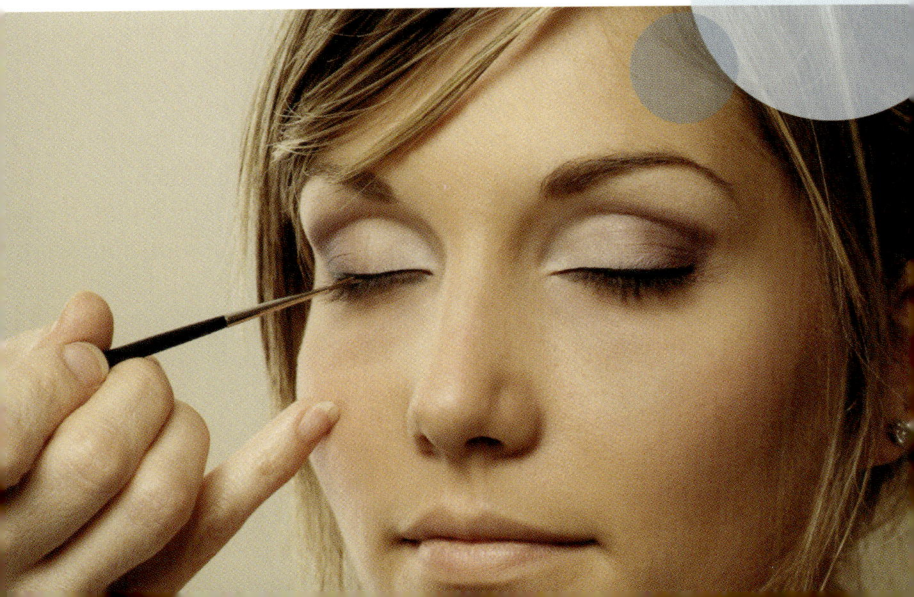

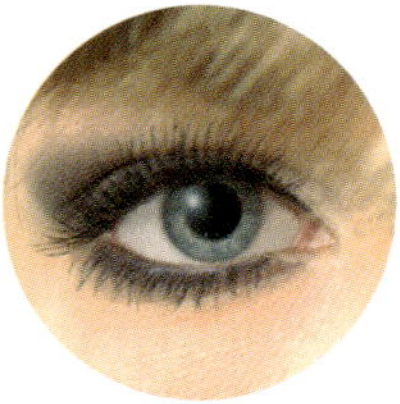

Le mascara

Voilà vos yeux parfaitement maquillés, il ne manque plus que la touche finale : les cils ! Le mascara tient un rôle important dans le maquillage, car il allonge et épaissit les cils, donnant ainsi une impression d'yeux plus grands, plus ouverts, plus pétillants ! Vous n'avez pas fini de battre des cils !

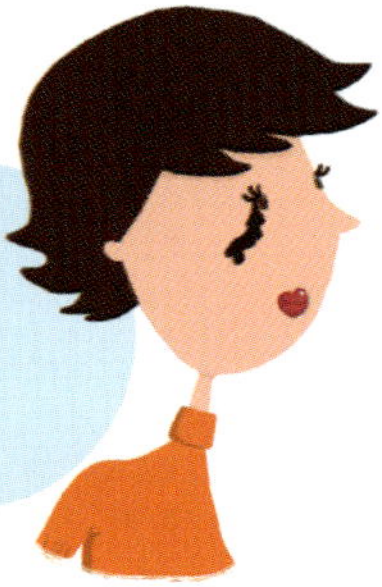

Le choix du mascara

Il existe des textures différentes de mascaras (plus ou moins crémeuses) et surtout différentes formes de brosses ! Difficile donc de s'y retrouver ! Chacune doit trouver la forme de brosse qui lui convient, et ce n'est pas chose aisée ! Il faut en tester plusieurs, faire la comparaison avec les copines, et vous trouverez alors « chaussures à vos pieds », euh… « mascara à vos cils » !

Et pour la couleur ?

Là, c'est plus facile, c'est du noir qu'il vous faut ! Et quel que soit le maquillage réalisé !

Comment l'appliquer ?

Avec beaucoup de précautions, car nous vous rappelons que si vous avez tout bien fait dans l'ordre, vous avez votre fond de teint sur la peau, votre rose à joues sur les... joues et vos yeux presque finis ! Commencez par les cils de la paupière supérieure, au coin externe, en partant bien de leur racine jusqu'à leur extrémité, renouvelez le geste plusieurs fois, afin de bien gainer les cils et de bien les recourber, tel un brushing ! Petit à petit, rapprochez-vous du coin interne des yeux. Faites de même sur les cils de la paupière inférieure.
Et vous voilà maintenant avec un regard de biche énamourée qui fera tomber en pâmoison le bel Édouard !

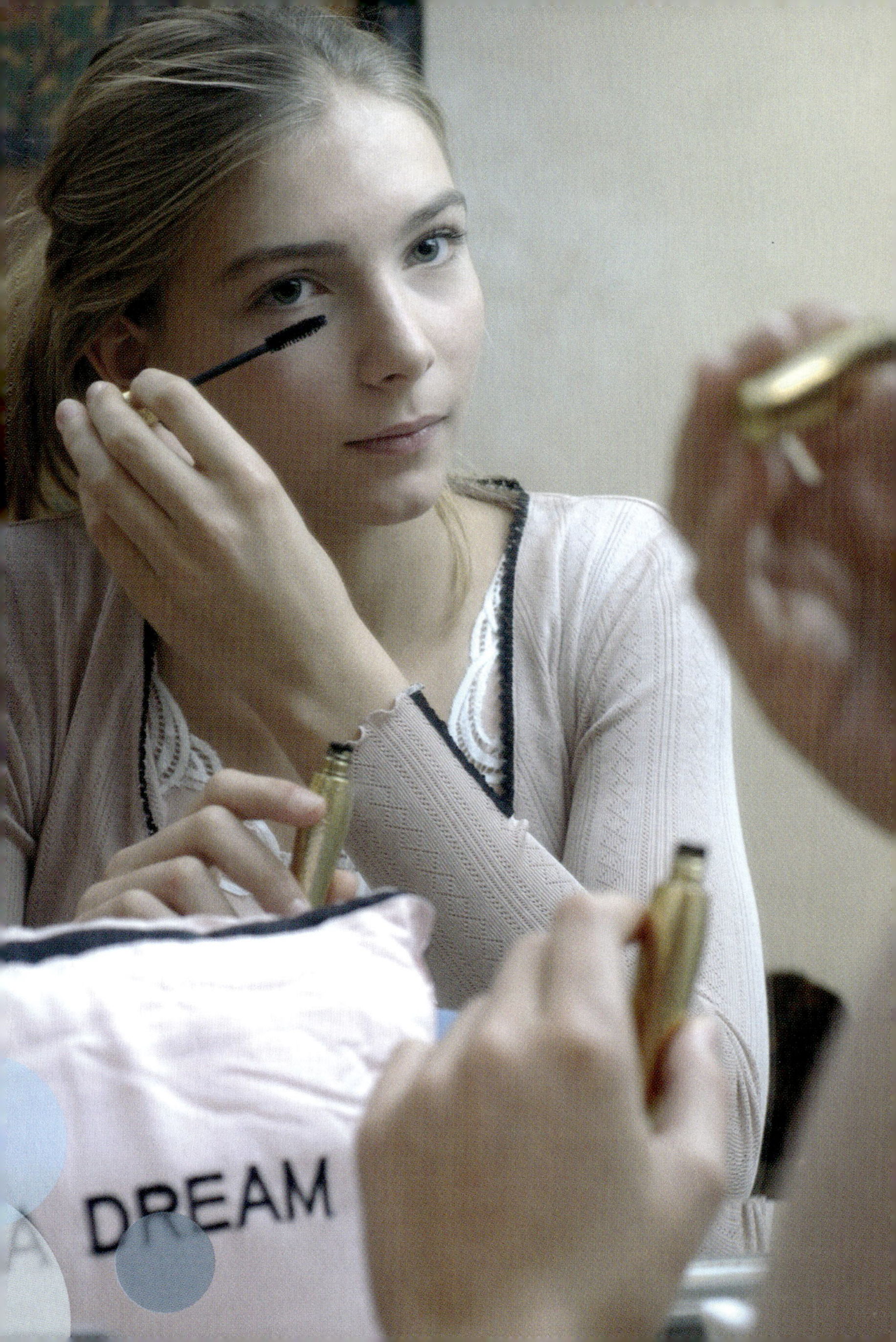
DREAM

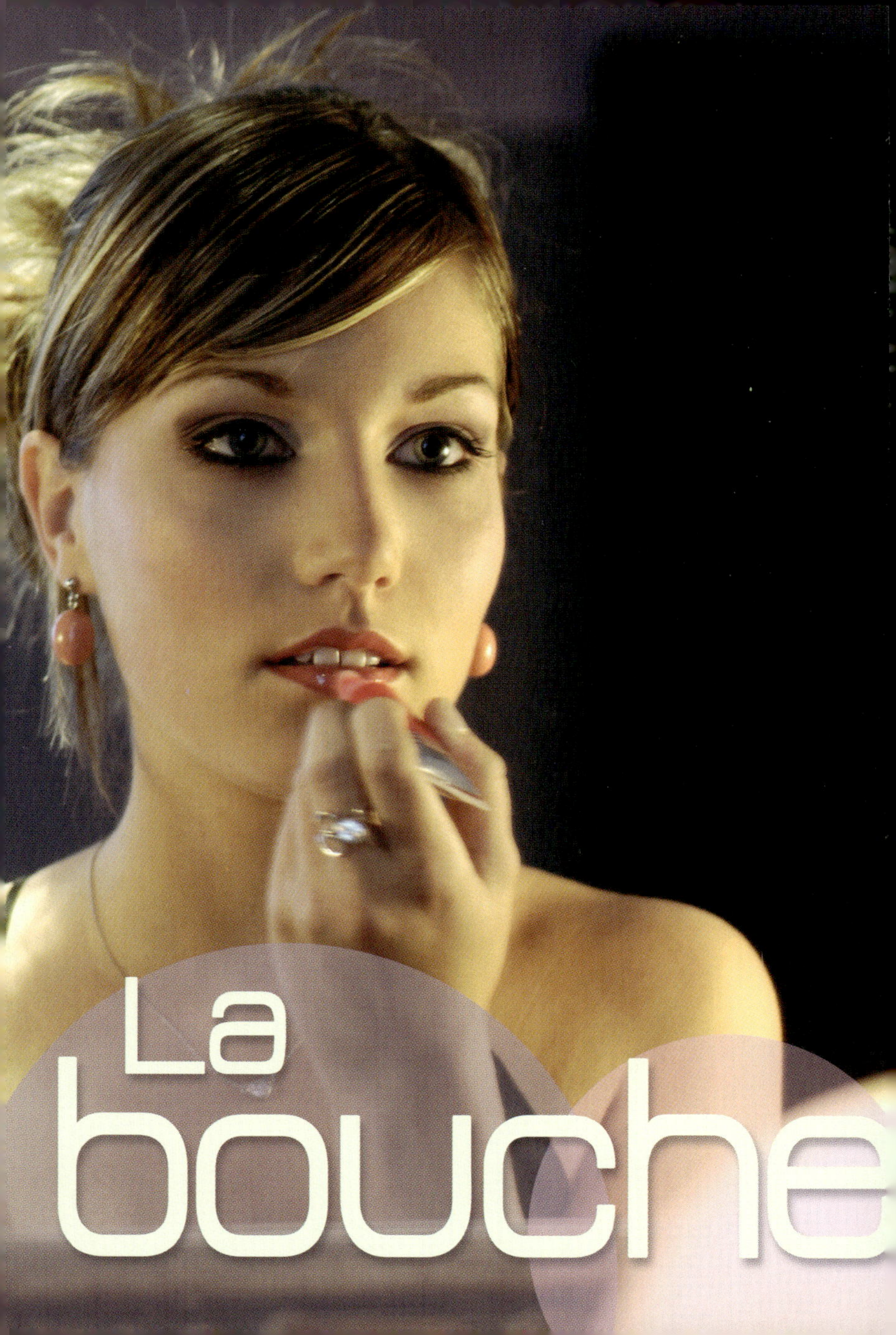

La bouche

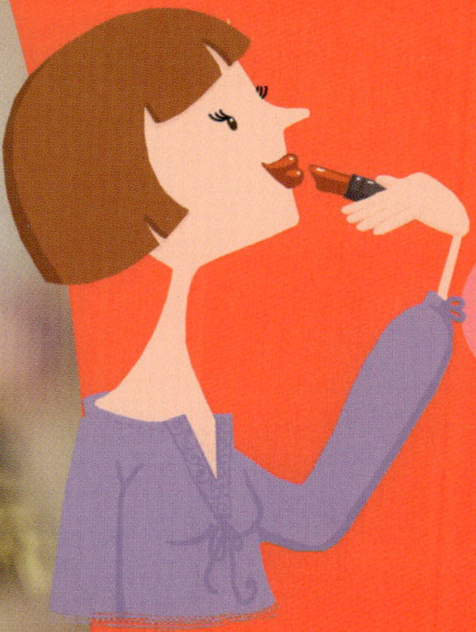

Avec votre bouche, vous parlez (beaucoup trop), vous chantez (un peu fort) et vous aimeriez embrasser le bel Édouard un peu, beaucoup, passionnément... Alors, autant mettre tous les atouts de votre côté et vous faire une bouche si belle, si appétissante, qu'on aura envie de croquer dedans (enfin, pas tout à fait quand même !).

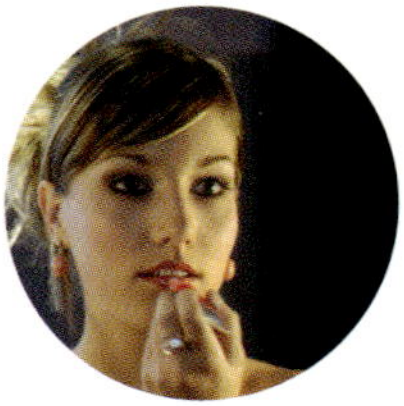

Le dessin des lèvres

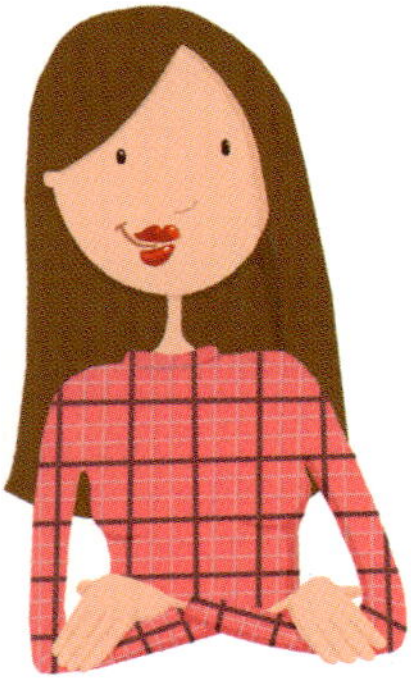

Pour maquiller vos lèvres, souvenez-vous de vos cours de coloriage de maternelle. D'abord, on trace le contour avec un crayon (à lèvres, pas un feutre de coloriage !) et après, on remplit délicatement l'intérieur délimité par le crayon. Allons-y !

À koi ksa sert ?

Le crayon contour des lèvres permet de redessiner le contour naturel de vos lèvres, tout en y apportant des corrections (mais légères !), et empêche aussi le rouge à lèvres ou brillant de « filer » tout autour de la bouche, genre clown qui se serait essuyé la bouche après manger !

Le choix de la couleur

Choisissez un crayon de la même teinte que votre rouge à lèvres (ou brillant à lèvres) ou d'un ton légèrement plus foncé pour un maquillage plus sophistiqué (pour vos sorties, bien sûr !).

Attention, il n'y a rien de plus vulgaire qu'un contour des lèvres trop voyant !

Comment se dessiner une belle bouche ?

Il faut commencer par tracer le cœur de la lèvre supérieure, puis partir de la commissure des lèvres pour rejoindre le cœur. Faites la même chose pour la lèvre inférieure. Il faut suivre le plus près possible le tracé naturel des lèvres.

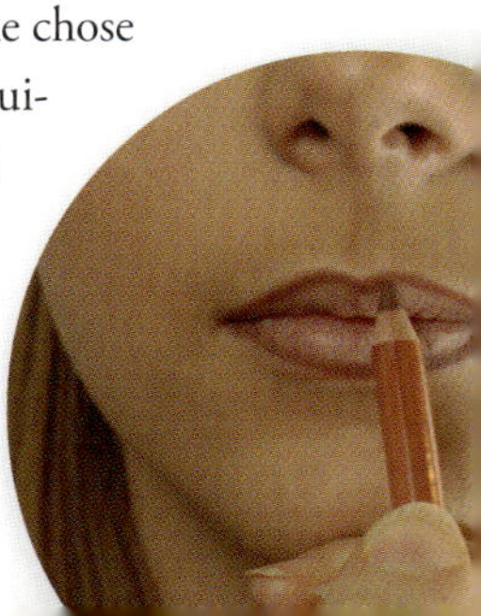

Comment donner plus de volume à une petite bouche ?

Effectuez votre tracé légèrement au-dessus du contour naturel de votre bouche, et préférez un rouge à lèvres très brillant (ou un brillant à lèvres).

Comment maquiller une bouche trop volumineuse ?

Tracez le contour légèrement en dessous de votre contour naturel et choisissez un rouge à lèvres mat, non brillant. À éviter absolument : le gloss (brillant à lèvres) !

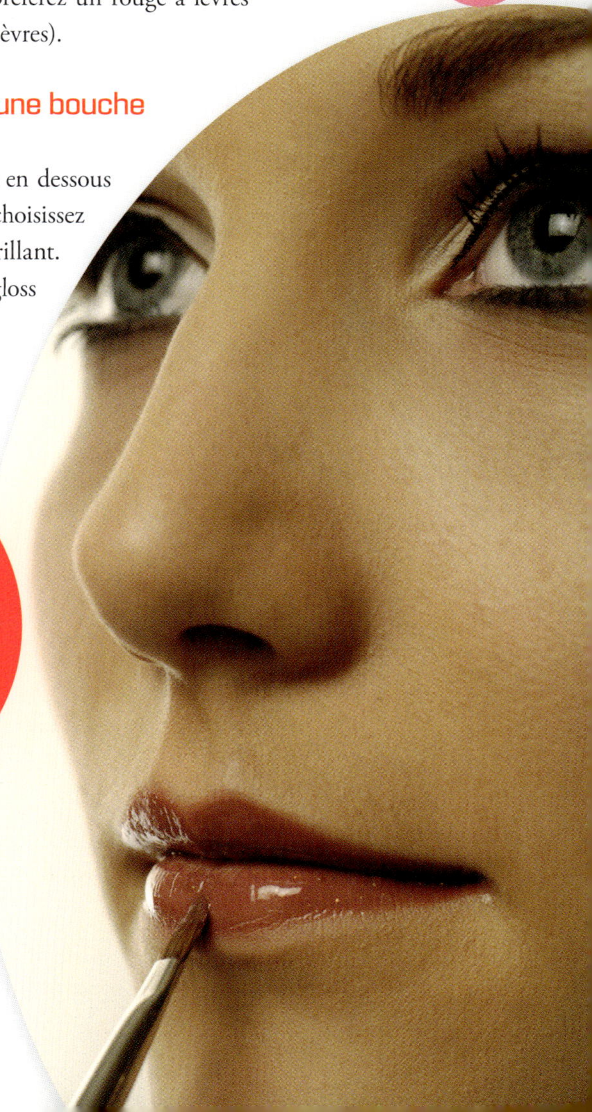

Tout doux !

Si vous n'utilisez qu'un brillant à lèvres transparent (non coloré), alors vous pouvez dessiner le contour de vos lèvres avec un crayon légèrement brun cuivré.

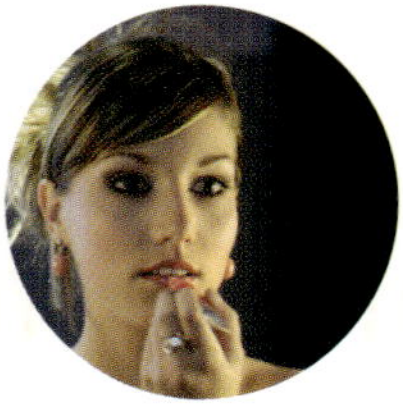

Le rouge à lèvres

Les lèvres, la touche finale du maquillage, doivent être maquillées, mais discrètement. Mieux vaut éviter le rouge à la Marilyn Monroe et préférer les tons plus doux, voire transparents, mais brillants. Rien de tel qu'une belle bouche gourmande, aux contours bien dessinés !

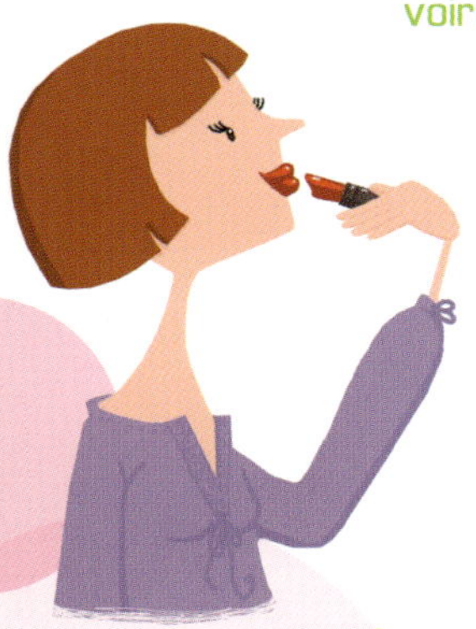

Spécial peau foncée

Si vous avez la peau noire ou métissée, choisissez un rouge à lèvres de couleur vive et brillant, pour faire ressortir l'éclat de votre teint.

Le choix de la texture

Si vos lèvres ont tendance à se dessécher, préférez les textures crémeuses, onctueuses qui vont apporter douceur et réparation. Les rouges à lèvres longue tenue ont une texture plus sèche ; ils sont plus mats et apportent moins de confort aux lèvres. À éviter absolument si vos lèvres sont desséchées ou gercées, au risque de vous retrouver avec une bouche toute craquelée, genre terre désertique !

Et la couleur ?

Tout dépend des vêtements que vous portez et du maquillage que vous venez de réaliser sur vos yeux !
Afin d'éviter les fautes d'harmonie, apprenez par cœur ce petit nuancier (vous verrez, comme par hasard, c'est beaucoup plus facile à retenir que les tables de multiplication) :

* Avec les tons mauves, violets, roses, bleus, prune, choisissez une teinte variant du rose au prune.

* Pour les tons bruns, orangés, jaunes, kaki, choisissez une teinte marron ou cuivrée.

Comment l'appliquer ?

Le rouge à lèvres se pose directement avec le tube ou avec un pinceau à lèvres (surtout pour les lèvres fines), en commençant toujours au niveau du cœur de la bouche et en terminant aux commissures. Et sans déborder, s'il vous plaît !

Et le gloss ?

C'est un brillant à lèvres, transparent ou coloré, qui s'utilise seul ou sur le rouge à lèvres, pour varier les effets du maquillage, du plus naturel au plus sophistiqué !

Pense-bête

Pensez toujours à vérifier que vous n'avez pas de rouge à lèvres sur les dents, ce n'est pas tellement glamour !

Before kissing

Après avoir posé votre rouge à lèvres, il vaut mieux absorber l'excédent de produit avec un mouchoir en papier. Surtout avant d'embrasser le bel Édouard, sinon c'est lui qui risque d'éliminer d'un geste dégoûté l'excédent de produit qui a atterri sur sa bouche !

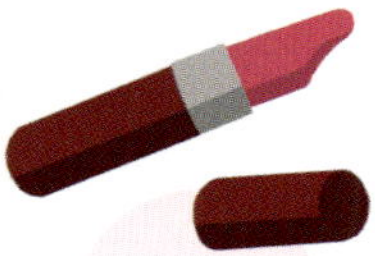

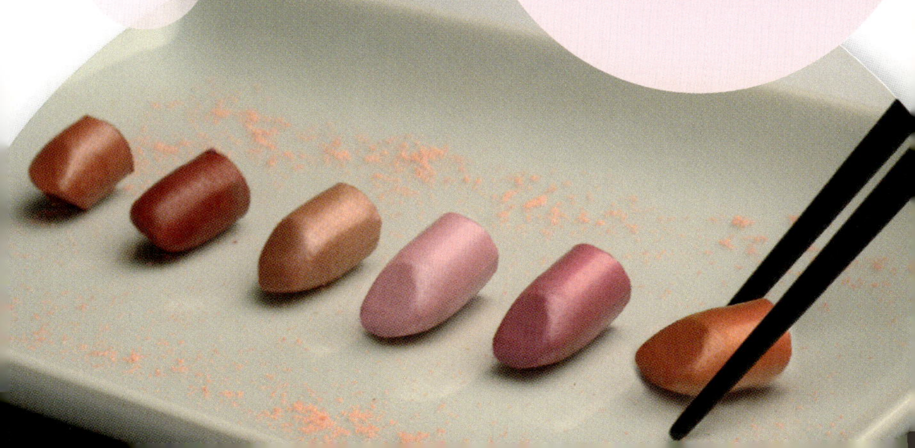

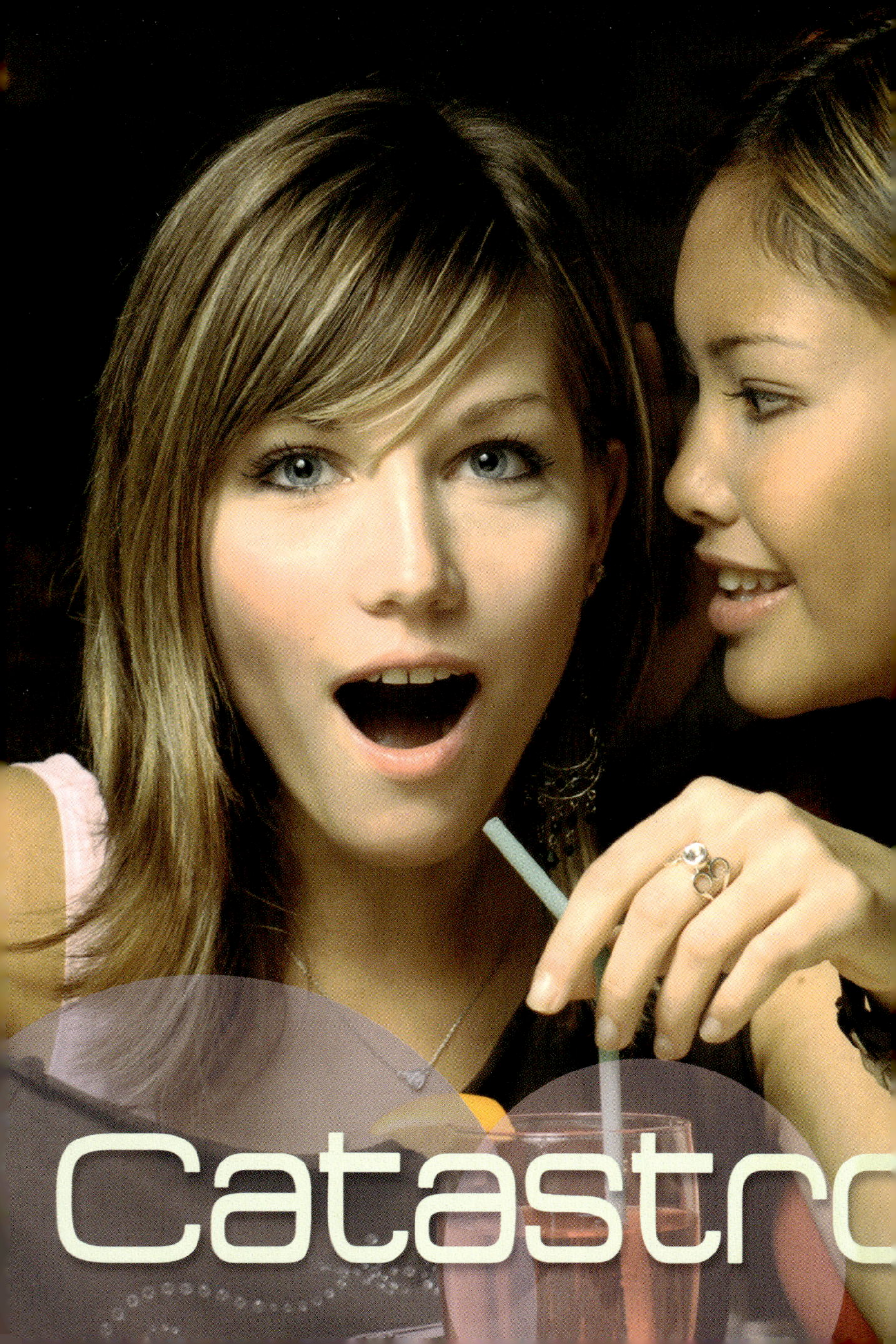
Catastro

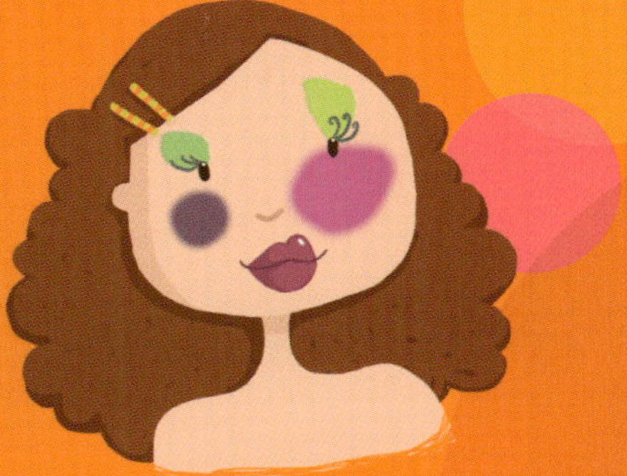

Le manque d'expérience, le manque de temps (lorsque le réveil n'a pas sonné !) ou un trop-plein d'émotion (c'est votre premier rendez-vous avec le bel Édouard !), quelle est la cause de ces petits loupés ? Peu importe, ce qu'il faut, c'est réparer et vite ! Pas d'affolement, il y a toujours une solution, ou presque toujours !

phe !

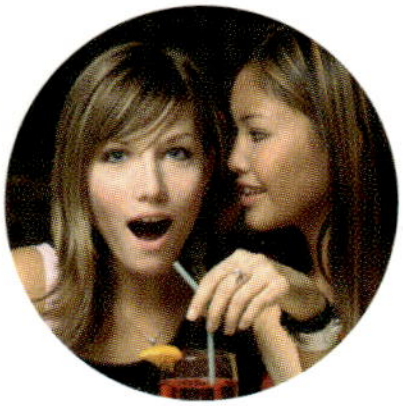

Les loupés

Vos yeux dégoulinent, vos joues éclairent la nuit, vos lèvres débordent, pas de panique, voici des solutions de rattrapage pour tous vos ratages.

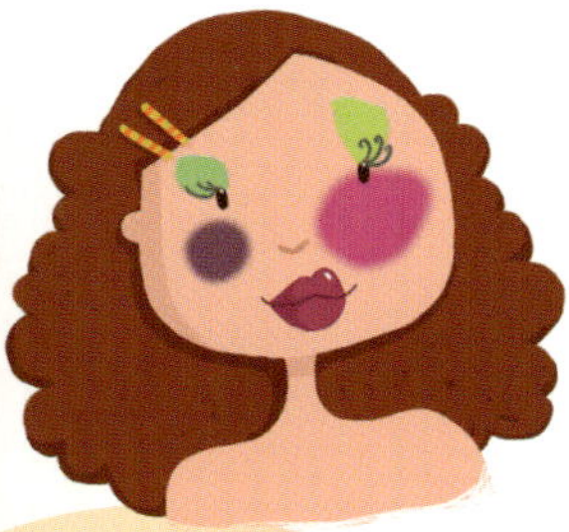

Petrouchka !

Généralement, le maquillage du teint se passe bien… jusqu'au fard à joues ! La poupée russe, aujourd'hui, c'est vous ! Vous n'allez tout de même pas rester comme ça ! Pas de panique ! Prenez un coton à démaquiller (sans rien mettre dessus !) et estompez cet excédent de fard en frottant délicatement des joues vers les tempes. Recommencez avec un nouveau coton si nécessaire. Voilà, vous ne serez pas obligée de mettre votre chapka et de prendre le traîneau pour aller au lycée !

Œil au beurre noir !

Vous n'avez pas un peu forcé sur le fard à paupières, là ? Si, alors estompez avec un coton sec ou au doigt (cela suffit parfois).

Pattes de mouche

Et ces taches de mascara tout autour des yeux, c'est fait exprès ? Non, bien sûr ! Rassurez-vous, ces « dérapages » sont fréquents, d'autant plus si vous avez de longs cils ! N'attendez pas que les taches sèchent et enlevez-les avec un Coton-Tige (toujours sec, sans produit) en frottant légèrement. Elles résistent ? Alors, imprégnez un Coton-Tige de crème de jour, essuyez-le d'abord sur votre main, puis détachez tout ça ! Séchez avec un mouchoir en papier et remettez un peu de fard à paupières s'il est parti.

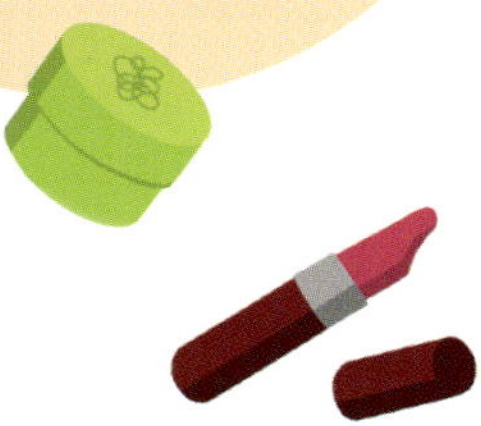

Bouche *too much*

Si votre rouge à lèvres ne vous convient pas, trop rouge, trop voyant, trop tout, surtout ne frottez pas ! Absorbez-le avec un mouchoir en papier et poudrez vos lèvres. Vous pouvez alors en appliquer un autre, plus discret. Si c'est le contour que vous avez raté, effacez-le avec un Coton-Tige sec ou imbibé de crème de jour (comme on vient de le voir pour le mascara).

Pot de peinture

Pensez aussi à vérifier votre maquillage à la lumière du jour, car l'éclairage de votre salle de bains vous joue peut-être des tours ! Vous croyez être légèrement maquillée et, en fait, on dirait que vous avez repeint votre visage au fond de teint avec un rouleau à peinture !

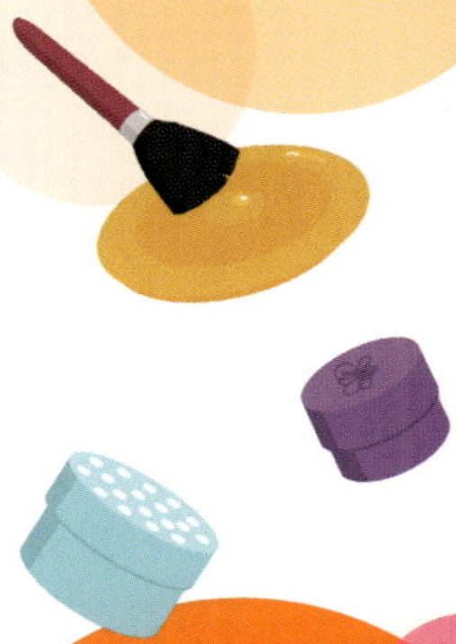

Charbonneux

Le contour de vos yeux est tracé trop épais ou de façon irrégulière ? Estompez tout simplement avec un Coton-Tige sec.

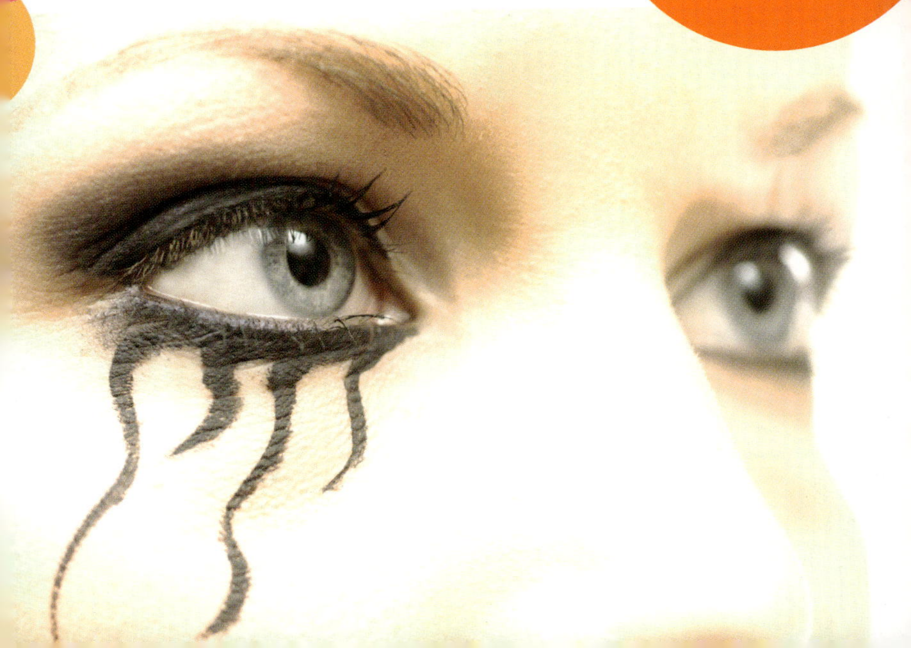

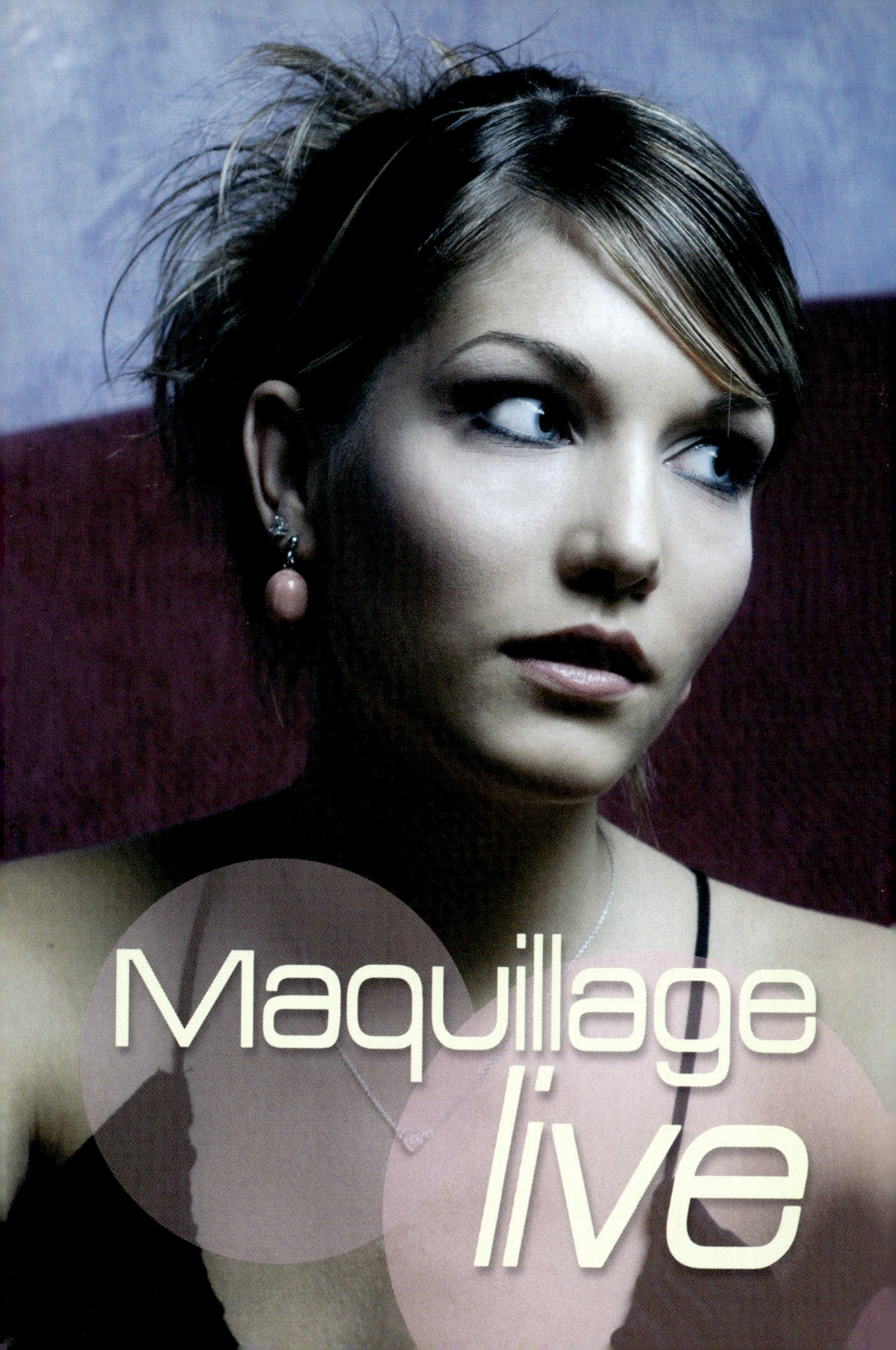
Maquillage
live

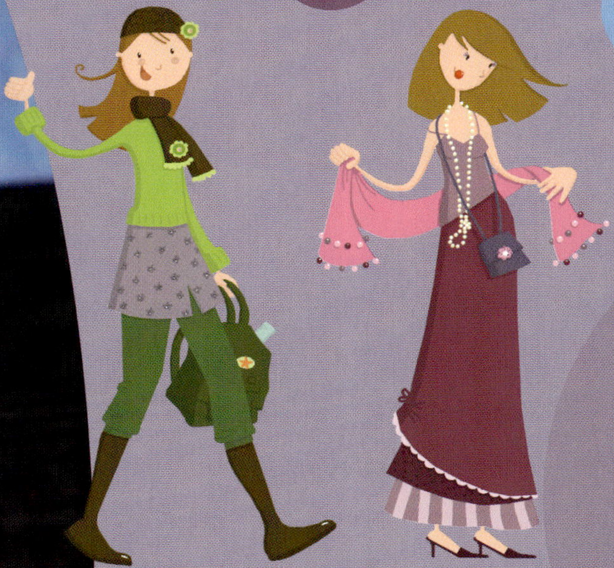

Et maintenant, en piste ! Vous avez la théorie, il faut désormais passer à la pratique et réaliser le maquillage de vos rêves, ni trop flashy, ni trop discret ! Pour vous aider, voici deux séances de maquillage pas à pas, pour devenir à la fois la jeune fille la plus charmante le jour et la reine de la piste la nuit ! À vos palettes !

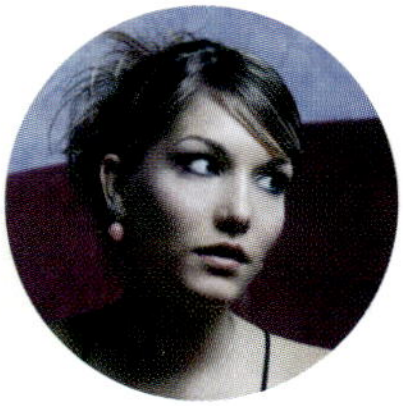

Maquillage de jour

Vous voulez être la plus belle pour aller au lycée et faire pâlir de jalousie cette agaçante Emma que le bel Édouard, VOTRE amoureux, regarde un peu trop à votre goût ? Pas de problème, voici comment faire !

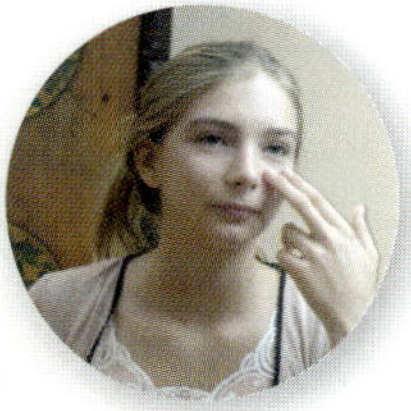

Étape 1 :

Axiome de base : le maquillage de jour doit être léger et discret, alors plutôt que de se ruer sur le fond de teint, on hydrate bien sa peau avec la crème adéquate (voir p. 17) et vive l'anti-cernes correcteur (p. 36) pour cacher les petites valises sous les yeux et les petits boutons disgracieux !

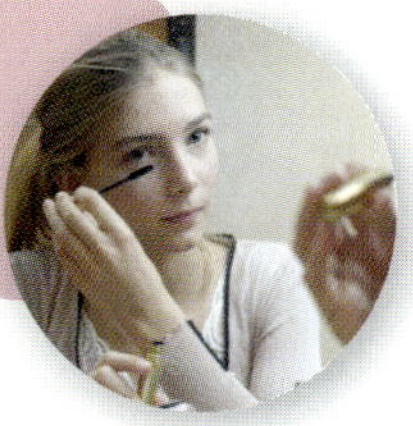

Étape 2 :

Pour les yeux, un peu de mascara suffit pour ouvrir vos quinquins encore ensommeillés (voir p. 46 pour la technique de pose). On garde (pas au chaud !) l'eye-liner et les fards à paupières pour les sorties.

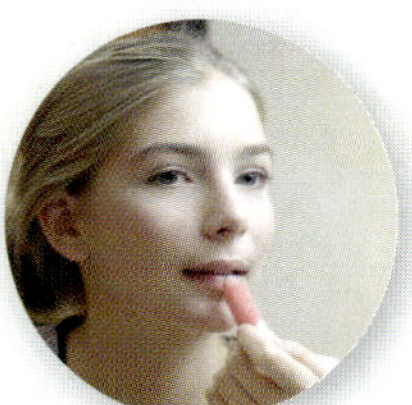

Étape 3 :

Et la bouche ? On la transforme en frais pétale de rose grâce à un soupçon de gloss posé dessus, en commençant par le cœur de la bouche et en terminant aux commissures des lèvres (voir p. 53).

Et voilà le travail ! Allez hop, Emma, change de lycée, il n'a d'yeux que pour moi, le bel Édouard !

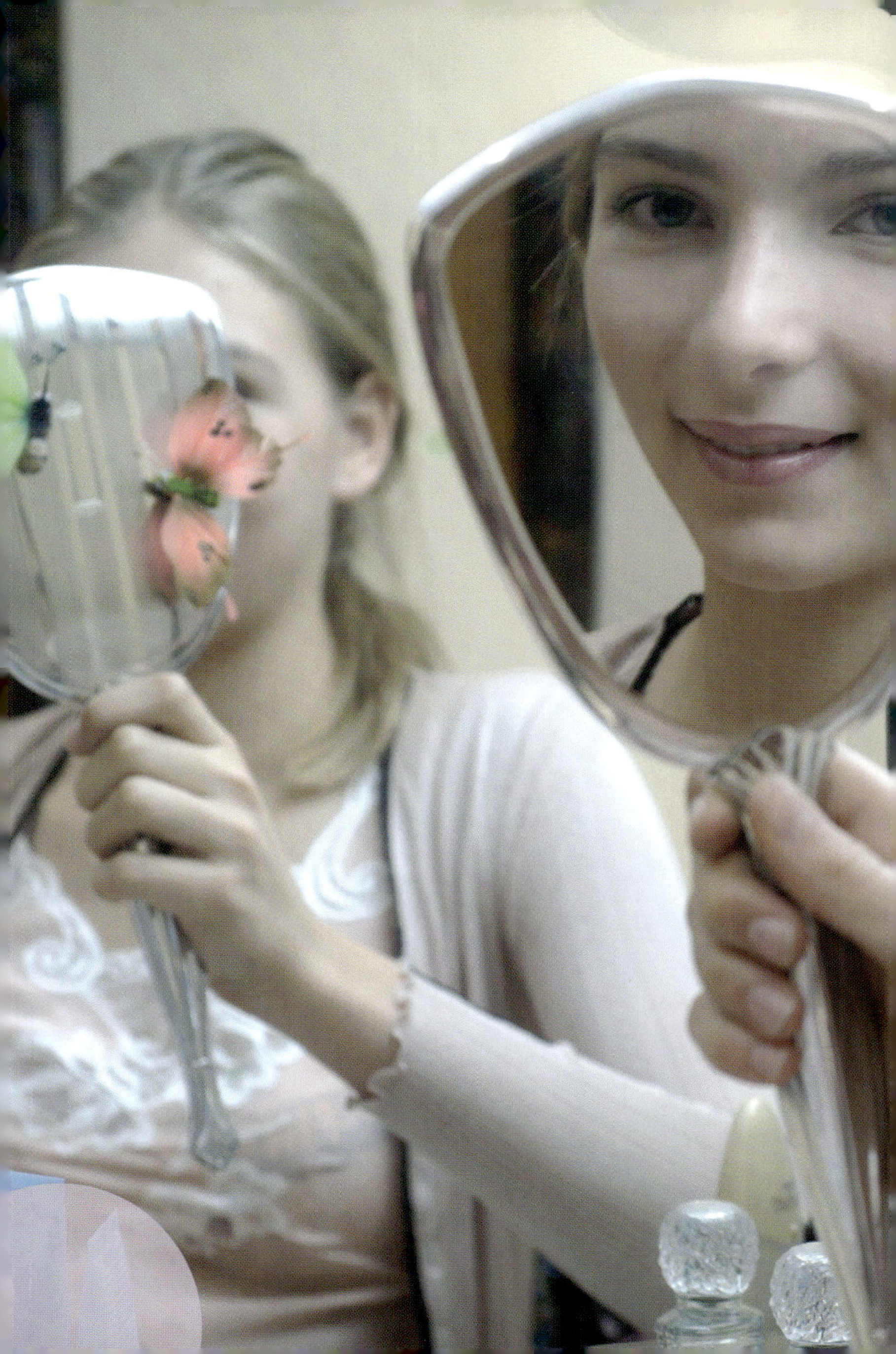

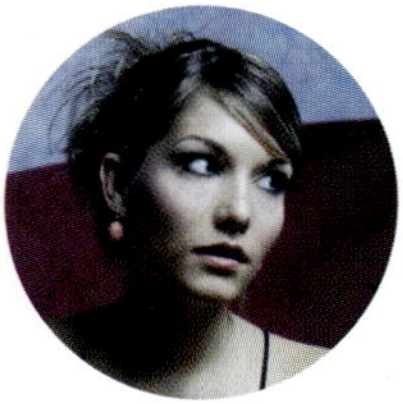

Maquillage du soir

Vous voulez être la plus belle pour aller danser et faire rentrer dare-dare chez elle, la tête dans son col roulé, l'agaçante Emma que le bel Édouard, VOTRE amoureux, continue de regarder un peu trop à votre goût ? Pas de problème, voici comment vider la piste de danse !

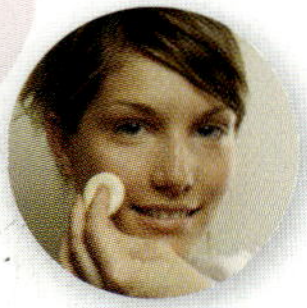

Étape 1 :

Objectif : un teint parfait. On étale le fond de teint avec une éponge et on le couvre d'un voile de poudre (voir p. 35 et 38). Pour l'effet bonne mine, un petit coup de blush sur les pommettes et le tour est joué (p. 38) ! Les cernes et les boutons ? Disparus sous le correcteur anti-cernes (voir p. 36). Et toc !

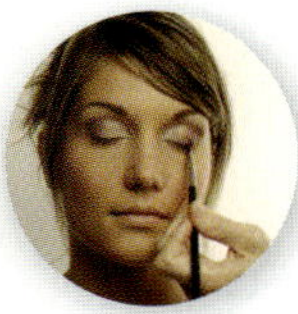

Étape 2 :

Les yeux : on estompe d'abord le fard à paupières au pinceau, de l'intérieur vers l'extérieur, du plus clair au plus foncé (voir p. 43).

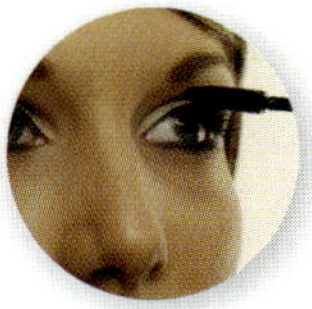

Étape 3 :

L'eye-liner, qu'on pose délicatement au ras des cils, façon œil de biche (p. 45). Le mascara noir, évidemment, pour rendre votre regard encore plus fatal (p. 46) !

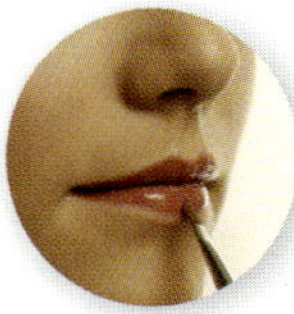

Étape 4 :

Les lèvres : après le rouge à lèvres posé sans dépasser (p. 50), une pointe de gloss au pinceau rendra vos lèvres encore plus brillantes et appétissantes. Miam !

Et hop, voyez comme la piste de danse se vide pour faire place à la reine de la nuit ! À vous la *saturday night fever* !

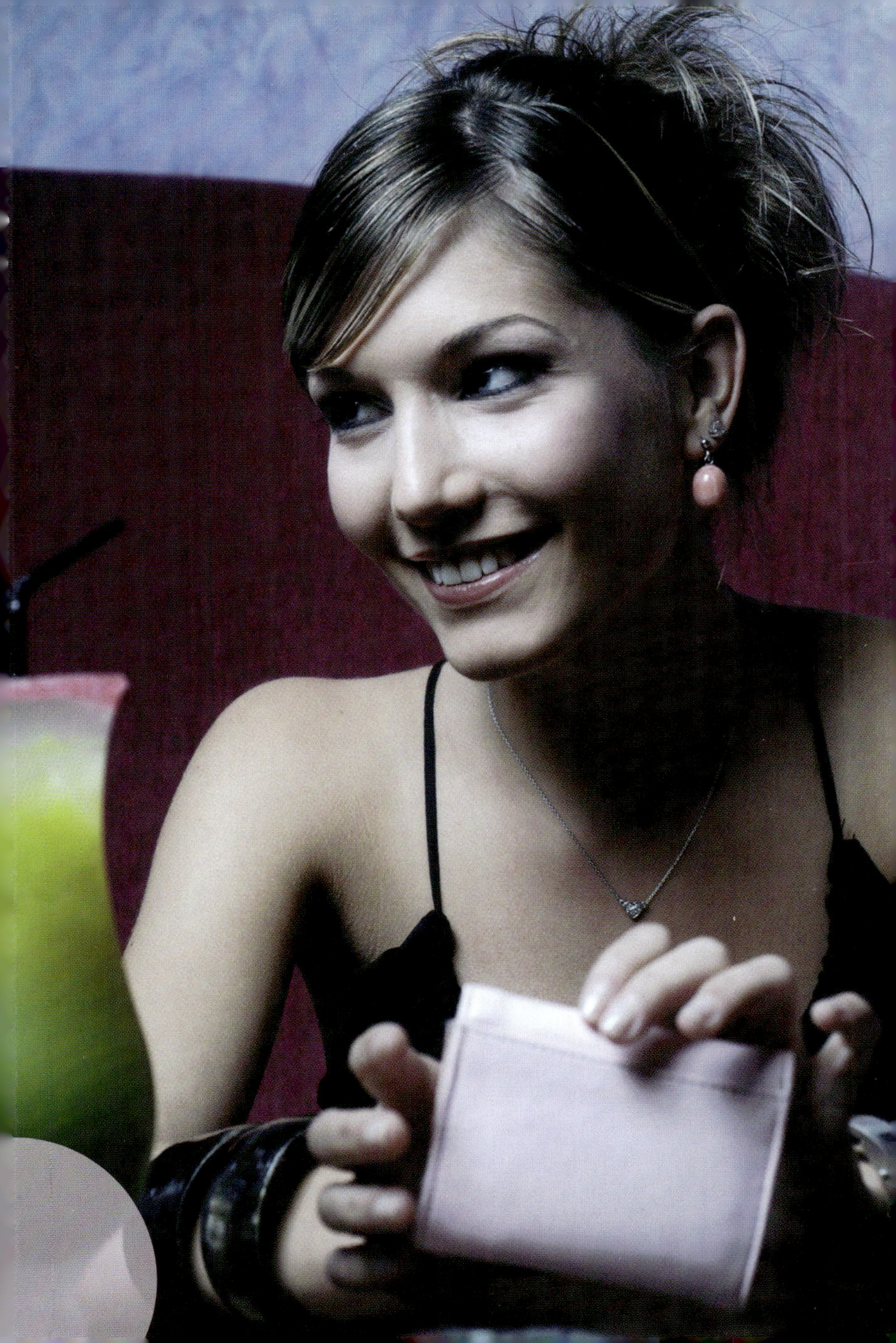

Crédits photographiques

Stylisme Franck Schmitt / photos Claire Curt
p. 15 et p. 29

Photos de couverture : Lionel Antoni

Merci à *L'Alamanda* à Mennecy (91), au *Trait d'union* (Paris 6e),
à la boutique *Just a dream* (Paris 6e) et à la Mairie de Corbeil-Essonnes.
Merci à Jacques et Nicole du *St Spire* de Corbeil-Essonnes
pour leur chaleureux accueil, leurs cafés et leurs croissants chauds.
Merci aussi à Maryse Antoni qui nous a si chaleureusement ouvert les portes
de son salon d'esthétique à Corbeil-Essonnes.

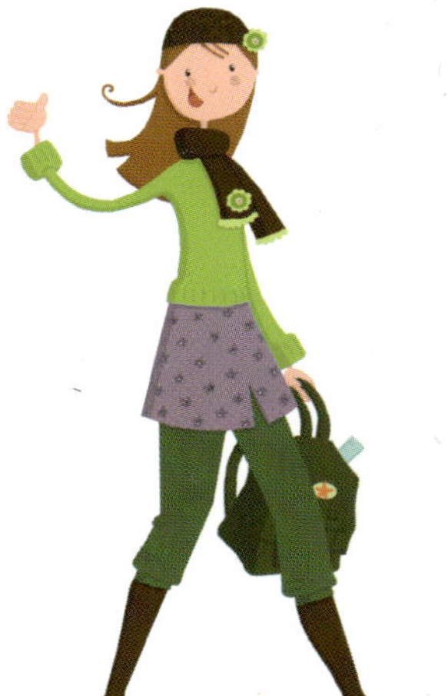

Achevé d'imprimer en mars 2006 en France chez CLERC
N° d'édition : 06070
Dépôt légal : mars 2006